精神病理学の基本問題

Fukao Kenjiro
深尾憲二朗

日本評論社

まえがき――精神病理学への新たな誘い

現代は精神医学にとって、これまでにないほど照明が当たっている時代である。社会が精神医学に求めるものがどんどん増えてきており、精神医学における新しい概念がすぐさま社会に流通するようになっている。それほど精神医学は理解しやすい学問だと思われているわけである。そして世間では、操作的診断基準（ＤＳＭ）による診断とアルゴリズムに従った薬物の選択によって、どんな精神障害でも治せるかのようにいわれ、そう信じられているようである。

しかし、そういう世間でのイメージは精神医学の実態からはほど遠いものだ。だいたい常識で考えれば、目に見えないこころの病を扱う技術がそんなに簡単で、機械の修理みたいにいくはずがないではないか。爆発的に進歩しているといわれる脳科学も、実は精神科診断への応用はほとんど進んでいないのだ。もし本当に操作的診断とアルゴリズム的薬物療法だけで精神医療が成り立つなら、精神科医は今すぐにでも人工知能によって代替できる職業ということになるだろうが、私たち精神科医にとっては幸いなことに、実際には全然そんなことはないのである。

現在でも精神医学には、経験を積んだ専門家にしか答えられない微妙な問題が数多くある。むしろ、学問として不備な点やあいまいな点が多すぎて、人工知能に任せることなどとてもできないというのが実情である。個々の症例については、やはり専門家としての精神科医が自分の考えによって判断するしかないし、社会のほうも、いざという時にはやはり精神科医に専門的意見を求めてくるのである。

それでは、精神科医が専門家として自信をもって意見するためにもっていなければならない専門的知識とはなんだろうか。エビデンス？　もちろんエビデンスも大切だが、エビデンスだけではまったく不十分である。というのは、専門家としての精神科医が社会から尋ねられるのは、「なぜこのような病気があるのか」とか「なぜこの病気は増えてきているのか」など、「なぜ」という問いがほとんどである。ところが、精神疾患のほとんどはいまだに原因不明なのだから、これらの「なぜ」にはエビデンスをもって答えることができないのだ。

「なぜ」という問いに答えるためには、一つの仮説にすぎないにしても、なんらかの理論が必要である。今のところ十分なエビデンスによって実証されていないし、なかなか実証されそうにないとしても、「この病気はこういう原因から、こういうメカニズムで起こるのだ」というある程度説得力のある理論が必要である。そして、そういう理論を提供する学問こそが精神病理学なのである。

精神病理学については、最初からＤＳＭで教育されてきた若い世代の精神科医には、ほとんどなにも知らない人が多い。一方、精神病理学について少し知っている人は、なにか必要以上に難しい理屈をこねて、かえってわからなくなる学問という悪いイメージをもっていて、敬遠している場合が多い。たしかに、これまでの精神病理学には、必要以上に話をややこしくし、混乱させてきたという面があることは否定できない。

しかし、若い世代の精神科医が、理論抜きのＤＳＭで教育されてきた結果として、精神医学に理論や思索は必要ないものと信じているとしたら、それは根本的な間違いだと私は言いたい。まったく逆で、医学のなかで精神医学ほど思索の必要な分野はないからだ。たとえば、幻覚・妄想と簡単にいうが、幻覚とはいったいなにか、妄想とはいったいなにか。そこから考え、理論化しなければならない。さらに、そもそも精神疾患とはなんなのかということを考え、理論化するのも精神病理学の課題なのである。

もしなにも考えずに、ＤＳＭと薬物療法アルゴリズムだけの薄っぺらな精神医療を惰性的に行い続けていれば、いずれ個人的に行き詰まるか、あるいは精神科医全体が社会から不要という烙印を押される日がくることだろう。このような意味で、精神病理学は、精神科医が個人としても集団としても生き残るために必要な学問なのである。

私は、初めて精神病理学に興味をもった若い人が、抵抗を感じずに接近でき、容易にその全体像を見渡せるような、見通しのよい精神病理学を作れないものかと考えている。過去の厖大な仕事が堆積し、錯綜したジャングルのような様相を呈している現行の精神病理学を、太い幹とそこから分かれた枝のようにすっきりと体系化し、誰でもその気になれば最初から順々に段階を踏んで進んでいけるような知識体系に改造できないものだろうか。そうなって初めて精神病理学は、精神医学のほかの分野や隣接するほかの学問領域と容易に意思疎通ができるようになり、その学際的な存在意義が十分に認められることだろう。

もちろん、これは私一人の力ではとうてい実現できそうにない壮大な仕事である。といっても、若く意欲と創意に満ちた人たちが集団で取り組めば、できないことでもないように思うのだ。だから、私は新しい精神病理学を作る仕事に協力してくれる仲間を募る。本書は最初の一歩でしかないが、本書を読んでなにかここにしかないものを感じとり、自分もこの企てに参加したいと、また参加することによって精神医学を自分にとってもっと意味のあるものにしたいという気持ちをもった人は、ぜひ私に力を貸してほしい。

それでは、精神医学の深みへ、一緒に入っていきましょう。

精神病理学の基本問題　目次

まえがき――精神病理学への新たな誘い　1

1　精神科診断のあいまいさ……11
別の見方でみてほしい／精神科におけるセカンド・オピニオン／一から自分で／精神医学は胡散臭い

2　経験・経過・予後……27
十分な臨床経験？／予後の見通し／集合知による解決？／統合失調症の予後／クレペリンの経験／一緒に年をとる

3　了解の能力、あるいは〈心的容量の非対称性の条件〉……43
意識のチューニング／精神科医は騙される／子どもの了解しやすさ／共感性という条件

4　他人のこころはわかるのか――精神病理学の哲学的基礎について……59
ヤスパースの矛盾／〈了解〉のメカニズム／誰にとっての現象学か／木村敏

の〈あいだ〉論／松尾正の厳密な現象学的方法／適度に哲学的であること

5　〈了解〉の応用問題……75
〈静的了解〉と〈発生的了解〉の関係／〈了解／説明〉と病因／各精神疾患と〈了解〉の関係

6　わからなくてよいこと……91
——〈了解〉と規範性
ないほうがよい経験／宗教的信仰と〈了解〉／睡眠薬依存の医者／アルコール病棟の管理者の条件／精神病と変態／「変態」というカテゴリー／「実は、私自身も……」

7　〈内因〉の意味するもの……109
内因はわからない／不可逆的進行と機械的反復／テレンバッハの〈エンドン〉／中井久夫の寛解過程論／治療的楽観論の構築

8 病因を掘り下げる——精神科診断における〈層の規則〉……125
病の深さ／診断の「底」／「深掘り」と発達障害／症例：個人における病因の混在／人間学的な理解

9 ナラティヴと人間学……141
ナラティヴと〈了解〉／精神病理学はＮＢＭなのか？／〈気質〉概念の由来／認識論的枠組みとしての〈気質〉

10 気質論と時間論……159
第三の気質／中心気質という概念／イントラ・フェストゥムとてんかん気質／健康な未来と病的な未来

11 〈了解〉の限界とパラドックス……175
医者の〈気質〉／性別と〈了解〉／性同一性障害と〈了解〉／精神鑑定における〈了解〉／〈自己了解〉の障害

12 〈全体〉の知としての精神病理学……191
部分と全体／暗黙の共謀／現象と理論／全体的欠落の認識／慢性精神科医たち／精神医学の玄人として
あとがき 207
参考文献 211

1 精神科診断のあいまいさ

別の見方でみてほしい

精神科の外来診療をしていると、ときに、すでにほかの病院の精神科にかかっている人が初診でやってくることがある。そういう人はまず間違いなく、今の主治医の治療に不満があるのだが、なかには主治医と喧嘩したというわけでもなく、「別の医者にかかってみたい」というだけの理由でくる人がある。私が名医だという評判を聞いてきたというわけでもなく、とにかく別の医者なら誰でもよいというのである。

そういう人が希望するのは、「自分のことを別の目でみてもらいたい」ということである。「別の目」というのは、もちろん主治医とは別の医者の目ということであるが、人が違っても見方が同じでは意味がないはずで、正確にいえば「別の見方」だろう。「今の主治医の見方とは違う、別の見方で自分のことをみてほしい」というわけである。

このような患者の期待に応えようとすれば、まずは今の主治医の見方について知らなければならない。そこで患者にいろいろと訊いてみると、今の主治医が特別におかしな見方をしているわけではない場合が多い。なるほど、自分もやはりそう考えるだろうなという内容であることのほうが多いのである。

最近は、大学病院にかかる場合は、紹介状を持ってこないと高い別料金がかかる制度になっていることもあって、たいていの場合、主治医に紹介状を書いてもらって持ってくる。患者からすれば、主治医に対してほかの医者に紹介してほしいと言って紹介状を書かせることは、「主治医のプライドを傷つけているのではないか」というプレッシャーを感じることだろう。

正直にいって、私も患者に紹介状を書かされる時に、そういう傷つきを感じる場合がないわけではない。しかし、たいていの場合は、患者たちが想像するほどには、紹介状を書くことは苦痛ではない。なぜならば、現在の精神科の臨床はかなり標準化されており、「こういう所見があったから、こういう診断をつけて、こういう治療を行ってきた」という治療経過は、相当程度までどの医者でも同じだからである。だから、患者の持ってきた紹介状をみても、「ああ、なるほどね」と思うだけで、意外なことはなにもないことが多い。

しかし、そうだとすれば、どうやって患者の希望に応えるのか。すでに標準的な診断と治療を受けてきた人を、どうやって「別の見方」でみるのか。標準的な見方とは「別の見方」ということは、標準的でない見方ということだ。標準的でないということは、現在の精神医学の世界で認められているやり方ではないということだ。標準的な見方はエビデンスに基づいている。したがって「別の見方」はエビデンスに基づかないやり方にならざるをえない。はたして、そんなことをしてよいのだろうか?

こういうわけで、エビデンスに基づいた標準的な診療をしている医者にとっては、「別の見方をしてほしい」という患者の希望は、対応不能なものとして否定されるほかないのである。「この紹介状を読んだ限り、今までの主治医の先生は普通の診断と治療をしていますので、私にこの先生と別の見方をすることはできません」と言って断るしかない。それで患者が怒って、「初診料を払いたくない」と言えば、やむをえず払わずに帰っていただくしかないだろう。

実際、医者のなかには、こういうケースについて、「できないことを言ってくる患者のほうに問題があるのだ」「一種のクレーマーだ」などと、患者の性格の問題にして片づける人もいるだろう。しかし、本当にそれでよいのだろうか?　他科の医者ならばいざしらず、精神科の医者にとって、「性格の問題」は患者の訴えを退ける理由になるのか?　いや、それ以前に、「自分のことを別の目でみてもらいたい」という患者の希望は、それほど不合理で正当化できないものなのだろうか?

精神科におけるセカンド・オピニオン

これはなにも精神科だけに限った話ではなく、現代の医療において定着しつつある「セカンド・オピニオン」の話ではないか。読者のなかにはそう考える人もいるだろう。

ある病気があって、その治療のためにしばらくある医者にかかってきたが、その診療に不満があって、ほかの医者に診てもらいたいという希望は、現代の日本では正当なものとされている。そういう患者は自分の希望を主治医に伝え、それまでの治療経過を要約した書類（診療情報提供書）と検査結果などのデータを受けとって、ほかの医者の診察を受ける権利がある。「セカンド・オピニオン（第二の意見）」とは、こういう形でほかの医者の診察を受け、その医者の意見を聞くことである。

しかし、セカンド・オピニオンはなぜ「意見」なのだろうか。現代医学においては、主な疾患にはすべて、その疾患を専門に研究している研究者たちが決めた治療のガイドライン（指針）があり、そのアルゴリズムに従って診療されている限り、どの医者が診ても同じことのはずである。エビデンスに基づいた科学的・合理的な医療に「意見」など入る余地はないはずだ。それなのに、「別の意見」を求めることが正当化されているのはどういうわけなのか？

もちろん、医者のなかには標準的治療に従わず、自分勝手な診断・治療に固執する者もいる。

そういう医者に当たってしまい、おかしいと思って意見しても医者が聞き入れない場合は、患者はほかの医者に変わるだろう。こういう形でほかの医者を受診することについても「セカンド・オピニオン」といわれることがあるが、これは医療の標準化以前の話である。こういう医者は、その自分勝手な治療によって患者に害が生じた場合に、責任が問われる。ここで問題にしているのは、こういうケースではなく、あらゆる分野で医療が標準化された後も、なおセカンド・オピニオンが推奨されるのはなぜなのかということである。

その理由は、実は単純である。現代医学が万能ではないからである。現代医学があらゆる疾患について提供しているガイドラインに従って標準的な治療を行っても、やはり治らない場合が少なからずあるからである。セカンド・オピニオンとは、現代医学がその合理性の限界の外にある事態に対して、「これまではわれわれの指示に従っていただきましたが、現代の医学で保証できるのはここまでです。ここから先はあなたの自由にしてください」というように、患者の自己責任という自由主義的なスタイルをとることで、責任を放棄するための仕組みなのである。

このことは、セカンド・オピニオンがとくにさかんに行われている医療分野がなんなのかをみれば明らかである。その分野の一つはがんであり、もう一つは慢性疾患である。すなわち、どちらも現代医学の限界に位置する病気たちなのである。

がんの患者がセカンド・オピニオンを求める理由の多くは、ある医者に「今すぐ手術しないと危ない」と言われたが、手術を受けるのに抵抗があるということである。「いや、慌てないで、もう少し様子をみたほうがよい」と言ってくれる医者がいないか、あるいはもっとよいのは、「いやいや、これはがんではありませんから、手術の必要はありませんよ」と言ってくれる医者はいないか。すなわち、「別の見方をしてくれる医者はいないか」、そういう期待を胸に秘めて受診するのである。それなのに、そこで前の医者と同じことを言われたなら、患者は絶望の淵に叩き落とされてしまう。つまり、進行がんのような死に直結する病気の場合は、医療が科学的・合理的で異論の余地がない、つまり逃げ場がないということ自体が、患者を不幸にするのである。

一方、腰痛などの整形外科疾患やアトピー性皮膚炎などの皮膚科疾患に代表される慢性疾患をもつ患者がセカンド・オピニオンを求める理由は、これまで長くかかってきた医者が手詰まりに陥っており、もはやなにもしてくれないと感じているからである。患者は「この医者ならなにか新しい治療をしてくれるのではないか」と期待して、ほかの医者を受診する。それなのに、「これまでの治療は学会が決めたガイドラインに沿ったものだから、それ以上に正しい治療はありません」などと言われたら、患者はわざわざ受診した甲斐がなく、がっかりして、また別の医者を探し始めることだろう。この場合もやはり、科学的・合理的で異論の余地がない医療が患者を不幸にするのである。

科学的・合理的な現代医学が人々を救うことができるのは、あくまで現代医学が征服しえた領域の内部でだけなのであり、不運にもその光の外側にはみ出してしまった人たちは、非合理的で実存的な暗闇のなかに取り残されてしまうのである。

一から自分で

さて、精神科の患者が「別の目でみてほしい」と言って主治医以外の医者を受診することは、これらのセカンド・オピニオンを求める受診と同じだと見なせるだろうか？

まずがん患者と比べてみると、精神科患者には「今すぐ手術しないと危ない」というような切迫性はない。がん患者が真剣にほかの医者の意見を求めるのは、死の切迫性に駆られてのことなのだから、精神科患者とはまったく条件が異なる。精神疾患はやはりがんよりも慢性疾患のほうに似ている。精神疾患は実際に慢性の経過を辿りやすいのだから、当然だともいえるだろう。

しかしながら、精神疾患とほかの慢性疾患には大きな違いもある。それは、精神疾患には客観的な所見がないということである。整形外科疾患の場合、手術の適応については医者の意見が分かれるとしても、X線検査所見などの客観的所見は医者の間で共有される。皮膚科疾患についても、皮膚所見や血液検査所見は客観的である。ところが、精神疾患には客観的所見がほとんどまったくないので、医者による解釈の違いがはるかに大きくなるのである。

もちろん、近年の精神科臨床においては、さまざまな評価尺度が用いられており、それらの尺度による評価は高い再現性があるので、薬物の選択の根拠にしている場合も多い。しかし、評価尺度による抑うつや不安の評価は、結局は患者の主観症状の評価にすぎない。それは整形外科疾患や皮膚科疾患において、痛みや痒みについての主観的評価を数値化するようなものであり、X線検査所見や血液検査所見のように、病気の原因についての手がかりを与えるものではないのである。

あらかじめ抗うつ薬による薬物治療を行おうと決めている医者にとっては、抑うつや不安の評価尺度はたしかに役に立つ。とはいっても、その評価に従って薬物治療を行えば、すべての患者において抑うつや不安が消失するというわけではない。治療がうまくいかない場合には、それらの評価尺度はそれ以上なんの役にも立たない。それどころか、患者が主治医に対して不満を募らせると、当然抑うつや不安は増悪するので、それらの評価尺度を使い続けることは、かえって誤った判断を招くようになってしまう。

X線検査所見や炎症所見や血糖値などの検査数値は、患者と医者の関係が悪くなっても、そんなことの影響は受けないので、セカンド・オピニオンで診る別の医者がそれらの検査数値をそのまま判断に使うことができる。実際、他科の慢性疾患患者のセカンド・オピニオン外来においては、これまでの主治医による検査の結果を持ってくることが原則になっている。それに対して、精神科の評価尺度の数値は、医者と患者の関係が悪い場合にはほとんど信用できないので、ほかの医者が自分の判断に使うことはできないのである。

それでは、「別の目でみてほしい」と言ってきた患者を、精神科医はどうやって診療すればいいのだろうか。その答えは、実は単純である。すなわち、「自分で一から見直す」ということである。精神科医が使えるデータは、客観性のない主観的なものなのだから、医者が自分で一からとるしかない。

研修医を教育してみればすぐにわかることであるが、精神科の診断に使う「主観的なデータ」を感知する能力は、医者によってかなり差がある。指導医が患者に会う前に、予診をとった研修医に「どういう感じの人か」と尋ねて、その答えから予想していたイメージと、実際に患者に会って受ける印象がかなり異なることがよくある。「どういう感じの人か」というのは精神科の診断にとっては重要なデータだが、その感知能力は医者の感性や人生経験に大きく左右されるので、他人から伝えられたものを鵜呑みにしてそのまま使うことはできないのである。

また、精神科の患者は他科の患者と違って、症状を隠すことが珍しくない。「死んだおばあさんが耳元で囁いていろんなことを教えてくれる」というような、医者にとっては最高度に重要な症状を隠しながら、本人の訴えたい別の症状だけを訴える場合がある。患者の表情・態度からこのような可能性を疑うことは、研修医には難しく、やはり経験のある医者でなければできない。

さらに、他科と違って、精神科的診断にとっては生活史がたいへん重要であるが、患者は初診時には生活史の重要な部分（たとえばトラウマのもとになった事件など）を隠すことが少なくない。生活史について、初診時に通り一遍の聴取をしただけで、後は症状の増減だけに従って薬物治療をしていた場合、いったん患者と医者の関係が悪くなった後では、最初に隠していた生活史の要素が訊き出せる可能性はほとんどない。結果として、最初の医者による生活史の聴取と記載はほとんど価値がなかったということになるのである。

だから、「別の目でみてほしい」と言われた精神科医は、患者の表情・態度について自分の目でじっくりみることに加えて、生活史をじっくり聴き直すべきである。しかし、前の医者に隠していた生活史の要素を、次の医者には初診で隠さずに話すということは、もちろん期待できない。そういう要素は、患者の病気にとって最も重要な病因的要素である可能性が高いのだが、それは医者が患者と長く付き合い、かなりの信頼を勝ちとって初めて、やっと手に入れることができる情報なのである。

そして、これまでの主治医に不満をもっていて、ほかの医者にかかりたいと思っている患者のなかには、実際にこういう種類の人が少なからずいるものと考えられる。とすれば、精神科においては一回限りのセカンド・オピニオンはほとんど無意味であり、事実上不可能だということになる。これは、精神医療の特性からして仕方のないことなのである。

以上から、精神科における「別の目でみてほしい」という患者についての診療は、他科におけるセカンド・オピニオンとは質の違うものだというべきだろう。他科においては、十分に科学的・合理的な治療アルゴリズムから零れ落ちた不幸な患者に与えられるオプションが、ほかの医者への受診＝セカンド・オピニオンである。それに対して精神科では、治療アルゴリズムの出発点である診断そのものが大きく主観に頼っているため、その科学性・合理性は限られたものでしかなく、もともとカバーできていない部分が他科に比べてずっと大きいので、常に「別の見方」

や「意見」の入る余地が十分ある。したがって、精神科患者のこのような希望は、他科におけるセカンド・オピニオンと比べても、より以上の合理性と正当性があるといえるのである。

精神医学は胡散臭い

精神科では他科のようなセカンド・オピニオンは不可能である、その理由は精神科の診断が主観に頼っているからだ、と述べた。しかし、そんなことでは胡散臭すぎて、精神医学を近代医学の仲間に入れていること自体がおかしいのではないかと思う人もいるだろう。たしかに、精神科は他科に比べると胡散臭い。なにしろ、他科では「病気ではない」と判断された人たちが精神科に紹介されて「治療」されているのだから、「病気ではない人を治療している不思議な科」とみられている側面がある。精神科医たち自身、胡散臭く思われていることを意識しており、それが嫌なので、そういうみられ方を変えようとして、他科と同じようにエビデンスに基づいた治療ガイドラインを作成してきたのである。しかし、それが精神医学にとって唯一の正しい方向だろうか？　精神医学は他科医学と同じようになることができ、また同じようになるべきなのだろうか？

もしもうつ病が、ＳＳＲＩを売りこむ製薬企業が説明するほどにそのメカニズムがよく理解されており、またその診断法と治療法もガイドラインとして確立しているのであれば、うつ病の治療に精神科医はほとんど必要ないだろう。精神科医が必要とされるのは、自殺企図が切迫していて、精神保健指定医の判断によって隔離などの行動制限をする必要がある場合に限られるだろう。すなわち、隔離室を備えた精神科医療施設と、その施設に常駐して患者の行動制限の必要性を判断する精神保健指定医は必要だが、外来精神科医は必要ないということになる。簡単にいえば、精神科クリニックはこの世に必要ないはずなのである。

ところが実際にはそうではなく、精神科クリニックは世の中に必要とされている。それは、「うつ病」と呼ばれているものを中心とした精神疾患が、製薬企業が主張するほど、あるいは操作的診断が表示しているほどすっきりとは説明できず、診断も治療もはなはだ曖昧模糊としたものであるためである。他科の医師が対応できないようなあいまいな訴えに対して、なんとかして対応することこそ、精神科医だけがもつあいまいな技術なのである。

最近、「精神医療とは非科学的でいい加減なものだ」と言って精神医療の害悪を糾弾する人たちが出てきているが、その主張はある意味では正しい。私が思うに、精神医療に対して内科医療なみの合理性と有効性を要求するのは、最初から無理なのである。だいたいこんなことは、ふた昔ほど前までは、いうまでもない常識だったのではないだろうか。むしろ、近年になって、昔なら精神科を受診しなかったような軽症の人たちが大挙して精神科を受診するようになり、そういう人たちが、自分の「病気」が期待したようによくならないために、精神医療に内科医療なみの合理性と有効性がないことに不満を言い始めたということのように思われる。そういう人たちは、おそらく「うつは心の風邪」などという製薬企業の宣伝コピーに騙されて、精神疾患を内科疾患のように診断法・治療法とも確立したものだと勘違いしていたのだろう。

精神医療のこのような現状については、製薬企業の言いなりになって、やたらに薬物を処方してきた精神科医の責任はもちろん免れない。しかし、精神疾患は本来内科疾患のようなものではなく、固有の難しさをもっているということについては、昔から変わらない事実なのであって、精神科医に責任はない。そもそも、精神疾患に限らず、一般に病気というものは理不尽なものなのである。病気が治らないと、患者は医者のせいにし、医者は患者のせいにする。本当は病気という不条理は自然に属するもので、人間に属するものではないのに、人間同士が責任を押しつけ合うのは傲慢というものであろう。

もちろん、精神疾患が実際に治る人もいる。治った場合に、それがよい医者に出会い、その医者が処方した薬物を服用した結果なのか、あるいは医者との人間的な相性がよかったために、処方されていた薬物には関係なく、定期的なカウンセリングの効果によって治ったのか、あるいはどちらでもなく、たんに自然経過で治っただけなのか。この三つの可能性を分離することはたいへん難しい。しかしいずれにせよ、治療がうまくいった場合には、なにが効いたのかはっきりしなくても、結果がよかったのだから、臨床的には問題にならない。問題は、うまくいかなかった場合に、次にどうすべきかである。

初診時の気持ちに戻って、一からやり直すのである。他科疾患の場合は客観的なデータがたくさん残っているので、医者が初診以前のまっさらな状態に戻ることは不可能なのだが、なにしろ精神科には、せいぜい自分で書いたカルテの記述くらいの主観的なデータしかないのだから、患者と一緒に最初に戻って、あらためて「別の目」で見直してみるべきである。患者との治療関係がある程度の歴史を刻んだ今になって、あらためて病歴や生活史を検討し直してみると、これまで見落としていた事実や思いつかなかった可能性が、ふと浮かんでくることもあるだろう。主観的な診断であるからこそ、新たな発見の余地もあるのである。

ただし、すでに十分な時間をかけて行ってきた治療がうまくいっていないのだから、主治医は患者の信頼を失っている場合も多い。一緒に出発し直すことが不可能なほど、患者の信頼が失われてしまっている場合は、無理に治療関係を続けてもうまくいくはずがないので、潔くあきらめて、ほかの信頼できる医者に紹介してあげるべきである。もちろんこれはセカンド・オピニオンではなく、転医である。自分が患者の病状をよくすることができなかったことについての謝罪の気持ちをこめながら、患者が新しい医者とよい治療関係を結び、今度こそ病状が改善することを祈って送り出すべきである。

医者は自分が患者の病状をよくすることができなかったことについては、自分の技術の未熟さを反省するべきなのはもちろんであるが、精神科の治療にはそれ以外に、人間的な相性の悪さなど、自分ではどうにもできない要素もある。相性に左右される技術とは、なんとも胡散臭いのだが、事実だから仕方がない。精神医療とはそのように人間臭い、胡散臭いものだということを受け入れるべきである。

医者が精神医療を、事実に反して完全に科学的・合理的な技術体系であると信じこんでしまうと、ガイドラインに沿った標準的治療によって患者がよくならなかった場合にフラストレーションを感じて、治療の失敗を患者の性格や態度のせいにする結果を招く。これは、実際は胡散臭くあまり当てにならない精神医学を、完全に合理的で信頼できる技術体系であると誤って信じたことから帰結する不合理である。その本質は、都合の悪い事実を嫌悪し、みなかったことにする宗教的信仰と変わらない。

精神科の臨床は人間臭く、胡散臭いものである。精神科医が自分のもっている技術を効果的に使用するためには、科学や合理性に対する信仰ではなく、人間の非合理的な部分を含めた全体を受け入れることのできる度量の広さと謙虚さこそが必要なのである。

2

経験・経過・予後

十分な臨床経験？

　私が精神科医になってからの年月が二五年を過ぎた。周りには自分より若い医者が増えてきて、私のことをベテラン扱いするようになってきた。しかし、私は自信がもてない。二五年という年数は、精神科の臨床経験の長さとして、本当に十分なのだろうか？

　世間では、さまざまな仕事において、二五年＝四半世紀の経験というのは、十分な長さと見なされている。それは当然だろう。ある人が、成人してから就いた仕事を四半世紀続けていれば、その人はすでに四〇代になっており、後進を指導する立場になっているはずだからだ。逆に、四〇代にもなって、ある仕事に十分習熟していないとすれば、その人はもう一生その仕事がものになる可能性はないと見なされる。二五年という期間は、どんな仕事にとっても「十分な経験」であるはずなのだ。つまり、いろいろな技術や職業についての「十分な経験」の長さを決めているのは、人の一生の長さ、より正確にいえば、さまざまな技術を習得できる若い時期の長さが限られていることなのである。

あるいはもしかしたら、ある種の仕事の習熟には、二五年は短すぎるかもしれない。人間国宝級の技術を習得するには、五〇年は必要かもしれない。しかし、五〇年の経験が必要となると、勤め人なら定年を過ぎてしまう。引退してしまったら、後進を指導する機会自体がなくなってしまうから、自分の習得した技術を伝達することができなくなる。また勤め人でなく、職人的な技術職であっても、十分な体力を必要とする仕事は、あまり年をとってしまうと、かえって下手になるだろう。医者でも、精神科医ならともかく、外科医は四〇代がピークだと聞く。いずれにせよ、仕事のピークは人生が終わるまでのどこかにくるしかない。したがって、論理的にいって、人の一生の長さより長い経験を必要とするような仕事は、世の中に存在しないのである。だから、私の経験年数は十分長いはずなのだ。

それなのに、私が自分の臨床経験に自信がもてないのはなぜなのだろうか。その十分な時間の長さに見合うだけの内容が伴っていないからなのだろうか。自分が精神科医としてのこれまでの経歴のなかで、苦手なことはできる限り避けて、ごまかしながらやり過ごしてきたために、精神科医としての能力にあちこち欠落があるからだろうか。いや、それもたしかに事実なのだが、それだけではない。私個人の偏りや欠陥だけの問題ではなく、すべての精神科医にとって、どんなに優れた精神科医であっても、二五年やそこらの臨床経験が十分だとは、私には思えないのである。それはなぜか？

予後の見通し

なぜならば、われわれ精神科医は、すでにベテランになっていても、患者やその家族からの当然の期待に応えることができないからである。その当然の期待とはなにかといえば、「病気が治るのかどうか、治るとすればいつ頃治るのか」という、予後についての見通しを与えることである。

患者やその家族は、ある病気の診断を受けたら、まずなによりも予後を知りたがる。なにしろ、その病気のために生活がうまくいかないからこそ受診しているのだから、そのような不自由がいつまで続くのか、そして自分は将来その不自由から解放されて、望むような人生を取り戻すことができるのかどうかを知りたいのは当然のことだろう。それなのに、われわれ精神科医は、はっきりした見通しを告げることができず、「同じ病気でも、人によっていろいろですからね……」などと、あいまいなことを言ってやり過ごし続けるのである。

精神科医は、精神疾患の経過や予後について、自分の経験に基づいて、確信をもって予測することができない。その理由は簡単である。精神疾患の多くは慢性あるいは反復性の経過をとる。ということは、患者の生涯にわたって続くのである。そのような疾患の経過と予後について、十分に観察するということは、患者と同じ人間にすぎないわれわれ医者にとっても、一生かかってしまう仕事である。発病当初から診ている患者さんが、どの程度社会適応して、どのような人生を辿り、どのような老年期を迎えるのかについて、実際の経験から語れるようになる時には、医者であるわれわれ自身が老人になり、人生の終わりが近づいている。下手をすれば、語る前に自分のほうが死んでしまうのである。

それでは、精神科医は、若い時期からある特定の精神疾患について学問的興味をもち、十分長生きすれば、人生の終わりには、その疾患の経過や予後について、「これで間違いない」という確信に辿り着けるものなのだろうか？ もちろん私自身にはそういう経験はないわけだが、高齢の医者に会ってその経験を聴くことはできる。実際に同窓の大先輩から、「五〇年経過をみてきた患者」についての話を聴く機会に恵まれたこともある。しかし、そういう貴重な長期経過観察の経験を拝聴しても、残念ながらあまり得るものはないのである。

なぜならば、そういう長期経過を追えた症例はあったとしてもごく少数であり、それらはたまたまその先生と相性がよかったなど、特殊な条件が重なった症例だと考えられるので、一般化できないのである。そういう経験談は、あくまで「貴重なエピソード」であって、その疾患についての医学的な記録というより、むしろその大先輩の臨床スタイルを表す具体例として聴かれることになってしまうのである。

このようなわけで、われわれ精神科医は、どんなに経験を重ねようとも、精神疾患の経過や予後について、自分の経験から確信をもって述べることができる日がくることは期待できないのである。

集合知による解決?

ここまでの内容を読んで、EBM(Evidence Based Medicine)信奉者なら、次のような感想をもつことだろう。「なにを愚かなことを言っているのか。もともと個々の医者の経験などなにほどのものでもないのは当然のことなのだ。個人の経験はごくごく限られているからこそ、多くの経験を集計したエビデンスが重要なのだ」と。個人の経験は限られており、偏っている。その限られ、偏った経験からの帰納によって形成される意見や理論は往々にして誤っている。したがって、正しい結論に至るためには、個人の意見や理論を捨象して、集積された経験(データ)自体に語らせるべきである、と。

EBMでは、個人の臨床経験を重視しない。重視されるのは、多数の医者の(論文化された)経験を数値化し、集積した集合的な知識である。つまり「個人知」を信頼せず、「集合知」を信頼するのである。精神医学もEBM=集合知の方法に則れば、個人の人生の長さなどに縛られず、科学的・客観的な知識を集積していけるではないか、と考える人もいるだろう。私も基本的にはそのとおりだと思う。

しかし、経過・予後という時間軸上の問題について、EBMの観点からみて正当なコホート調査を実施すれば、結果が出るまでに何十年もかかってしまう。調査の結果が出る前に、調査を計画した研究者の人生が終わってしまう。精神疾患に限らず、生涯にわたる経過をとる慢性疾患の経過・予後についてのデータをとるという仕事は、研究者にとっても一生の仕事なのである。

実際にそのような研究に生涯をかける研究者もいる。「自分の世代は結果をみることができないだろうが、次の世代がその結果を利用して着実に前進できるように、できる限り周到な条件設定をして、追跡調査を開始しておこう」「何世代かかってもよいのだ。科学というものは、世代を超えて人類を幸福に導く尊い営みなのだから」。このように考え、それを実行する研究者たちに対しては、私は尊敬と羨望を禁じえない。自分という個人の短い人生における満足にとらわれず、未来の全人類の利益のために献身するというのだから、人間として立派なことだと思う。

ただし、その調査が、十分な時間さえかければ確実に意味のある結果を生み出すという保証がなければ、調査を計画した研究者たちの自己満足に終わってしまう。研究者たちの思いがどれだけ道徳的に優れたものであったとしても、結果としてうまくいかなければ、研究費を無駄遣いするという形で、公に害をなしてしまうのである。そういう悪い例においては、たしかに研究者たちに問題がある場合もあるだろうが、むしろその研究分野自体が、どんなに真面目に取り組んでも、意味のある結果をもたらさないような悪い性質をもっている場合もある。そして、どうも精神医学は、献身的な尊い意志を不毛な自己満足に終わらせてしまうような、そういう性質の悪い研究分野であるように私には思われるのだ。

統合失調症の予後

精神医学の研究分野としての「性質の悪さ」を最もよく表している疾患は、やはり統合失調症だろう。

統合失調症という疾患概念が、一九世紀末にクレペリンが提案した「早発性痴呆（dementia praecox）」に始まるということは、精神医学史の定説である。クレペリンは統合失調症（早発性痴呆）と躁うつ病という二大精神病を確立したのであるが、それは、当時「内因性」と呼ばれていたところの、なんらかの身体的原因があると推定されるにもかかわらず、その原因が不明な精神疾患群を、大きく二分したということにほかならない。そしてその二分法の最大の指標は、思考の障害と感情の障害といった臨床症状の違いではなく、長期的な経過と予後の違いであった。すなわち、統合失調症（早発性痴呆）は慢性進行性の経過を辿り、最終的に荒廃状態に至るのに対し、躁うつ病は急性反復性の経過を辿り、荒廃状態には至らず、社会適応が保たれる。実際には多くの例外や中間型があっただろうが、とにかく二大精神病の概念は、時間軸上の経過・予後によって構築されたのである。

「統合失調症（Schizophrenie）」という病名を作ったのはクレペリンより一二歳だけ年下のオイゲン・ブロイラーであるが、ブロイラーはクレペリンによる早発性痴呆の概念をほぼ完全に受け入れていた。それなのになぜ別の病名を提案する必要があったのかといえば、この疾患についてのとらえ方を変えたからである。クレペリンの早発性痴呆は疾患の経過、つまり時間軸（＝縦断面）によって定義されていたのに対して、ブロイラーは、それではかなりの時間をかけなければ診断ができないので、臨床症状（＝横断面）に基づいて初診時に診断ができるように、この疾患を臨床症状によってとらえ直そうとしたのであった。

ここで注意すべきなのは、縦断面によって定義されていた疾患を、横断面によって診断することの困難さについて、ブロイラーが十分自覚的であったことである。すなわち、横断面では区別できない統合失調症（群）のなかに、経過・予後＝縦断面の異なる疾患が混じっている可能性があるのである。そのため、ブロイラーは自分の定義による「統合失調症群」が、クレペリンの定義による早発性痴呆以外に、さまざまな原因によって同様の症状を示す疾患群をも含む症候群であるとしていた。したがって、ブロイラーの診断法による統合失調症（群）のうち、どれくらいがクレペリンの早発性痴呆で、どれくらいがそれ以外の疾患なのか、またそれらの疾患はどのようなものなのかということが問題になってくる。

その後、オイゲン・ブロイラーの息子であるマンフレート・ブロイラーによる調査を初めとするいくつかの大規模な長期予後調査によって、統合失調症と診断された患者たちの予後は必ずしも悪くないことがわかってきた。現在の教科書的記述では、「三分の一は長期入院を余儀なくされるが、三分の一は社会復帰し、残りの三分の一は中間的な社会適応である」とされている。これを言い換えれば、「統合失調症の予後は、良いか、悪いか、またはそれらの中間である」ということであり、つまりは「いろいろだ」ということである。

この統計的エビデンスが意味するのは、クレペリンが間違っていて、早発性痴呆＝統合失調症は、実際には必ずしも予後の悪くない疾患だったのだということだろうか？　いや、そうではないだろう。予後の悪い三分の一の患者こそがクレペリンの言う早発性痴呆であり、残りの三分の二は、統合失調症ではあるが早発性痴呆ではない疾患だと考えるべきだろう。クレペリンが「病的過程（プロツェス）」と呼んだ不可逆過程が、脳のなかで進行している患者が少なからずいるということは否定できない。ただ、われわれはそういう患者を横断面で診断する方法をいまだにもっていないということだろう。そして、少なくとも予後予測という観点からは、現行の統合失調症の診断基準は、ほとんどなんの役にも立っていないということなのだ。

現行の診断基準でも、薬物療法の適応判定には十分に役立っているではないか、という反論があるかもしれない。私もそれは否定しない。しかし、同じ症状を示す患者たちに同じ薬が効くというのは、ある意味では当然である。医学的により重要なのは、同じように薬物療法を行っても、長期経過や予後が異なる原因はなにかということのほうだろう。予後の悪い患者群の脳では、なんらかの「病的過程」が進行しているというクレペリンの考えは、現在の観点からしても、なんら不合理ではない。横断面の症状よりも、長期経過や予後のほうがより疾患の本質を表していることは疑いえないのである。

このようなわけで、統合失調症の概念は、現在でも遺伝子解析などの精密な科学的研究を可能にするほどに整備されてはいないと言うべきだろう。予後を予測できないような診断基準が、精密な科学的研究に堪えるほど均質な患者群を抽出することができないのは、当然のように思われる。そして、一〇〇年以上の歴史を経てきた統合失調症の概念がいまだにそのような未整備な状態であるのに、それより新しい多くの精神疾患の概念が科学的研究に十分に対応できるとは、とても期待できないように思われる。私が先に「精神医学は研究分野として性質が悪い」と言ったのは、このような意味なのである。

クレペリンの経験

ところで、クレペリン自身は患者たちの経過と予後について、どれくらいの経験をもっていたのだろうか？　クレペリンは精神病院の医者として出発し、二七歳の若さで最初の教科書を書いた。三〇代半ばでハイデルベルク大学精神科教授となり、四〇代後半でミュンヘン大学精神科教授に着任した後は、彼のために開設されたミュンヘン大学附属精神病院において、博物学的な情熱をもって、毎日多数の患者を診察していたといわれる。非常に多くの患者を観察した経験があったからこそ、彼は精神疾患についての客観的な分類体系を築くことができたのだと広く信じられている。

しかし、クレペリンは自分が診察した患者のうちの何割の長期経過を追えたのだろうか？ どんなに多くの患者を直接診察できる立場にいたとしても、個々の患者の経過を直接にみるためには、やはり何十年もの時間が必要である。どんな立場にいようが、自分の人生の持ち時間は変えられないし、他人の人生を早回しで見ることもできない。実際、クレペリンは七〇歳で亡くなっており、特別に長生きしたわけではない。それどころか、早発性痴呆の概念を提唱した時（一八九九年）には彼はまだ四三歳で、その臨床経験は二五年に達していなかったのだ！

もちろん、クレペリンのような偉大な研究者と自分を比べるのはおこがましいのだが、クレペリンがあの統合失調症の概念を作ったのは、私自身より短い年数の臨床経験によってであったという事実は、やはりなにか居心地の悪さを感じさせる。というのは、多数の患者の長期経過を観察した臨床経験によって、経過と予後の異なる二大精神疾患の概念を確立したはずのクレペリン本人が、実際に長期経過を観察した患者の数が限られているとなると、彼の理論の信頼性が揺らぐように思われるからだ。

「いやいや、クレペリンといえども個人にすぎないから、もともとそんなに信頼すべきではなかったのだ。信頼すべきなのはあくまで集合知だ」とＥＢＭ主義者から反論されるかもしれない。

しかし、現代精神医学の基準になっている操作的診断体系ＤＳＭ自体が、一〇〇年も前のクレペリンの疾患分類体系に基づいており、しかも現行のＤＳＭ－５まで新しいエビデンスに基づく改訂を何回も繰り返しても、いまだに基本的な枠組みはほとんど変わっていないのであるから、クレペリンの体系は明らかに個人的な理論の次元を超えているといえるのではないだろうか。クレペリンがどのようにしてその体系を作り出したのかは別として、クレペリンの体系は一〇〇年前にすでに集合知の次元に達していたと見なすべきではないのだろうか。

むしろそこから逆に、その後の一世紀にわたって、集合知としての精神医学がいかに進歩していないかを認識すべきだろう。クレペリンとわれわれの間に横たわる二〇世紀の一〇〇年間に、さまざまな科学技術がいかに進歩したか。相対性理論、量子力学、ＤＮＡの二重螺旋構造の発見に始まる分子生物学、電子計算機の発明以後の情報技術の爆発的発展……。医学分野に限っても、抗生物質の発見と新規合成、麻酔技術と外科手術の発展、内視鏡の開発、画像診断の進歩、再生医療の発展など。この目の眩むような進歩の一〇〇年間に、精神医学だけがほとんど進歩していないのは、科学として、あるいは医学として、なにか根本的な問題をもっているとしか考えられないのではなかろうか？

現行の診断基準で統合失調症と診断された人が、必ずしも悲惨な経過を辿らず、社会復帰できる可能性もあるということは、患者とその家族の立場からすれば、希望をもたらす明るい話であることはいうまでもない。しかも、近年になって、薬物療法に加えて、心理教育、ＳＳＴ、認知行動療法などの手法を取り入れた精神科リハビリテーションを実施することで、社会的予後が大幅に改善することが明らかになってきた。だから、患者とその家族の気持ちに寄り添おうとするならば、医者も「統合失調症だからといって絶望することはありませんよ」と患者・家族を励まし、できる限りいろいろな治療法を実施すればよい。

それはそのとおりなのだが、精神医学の進歩を願う学究的な精神科医ならば、それだけでは物足りないはずだ。とにかくいろいろやってみて、うまくいったらよかったね、などというのでは、とても科学とは呼べないからだ。心理教育や認知行動療法でよくなる患者とよくならない患者は、やはり本当は別の病気ではないのか。現行の診断基準による統合失調症の予後予測ができないのは、それによる患者群が不均質だからで、もっと精密な診断基準によって均質化していく必要があるのではないのか。

一緒に年をとる

その精密な診断基準の開発のために、遺伝子診断や画像診断などの科学的方法を開発しようと努力するのが、無駄なことだとは私は思わない。科学技術の進歩は予想できないので、いつか誰かによって、突然すばらしい方法が開発される可能性はあるだろう。しかし、冷静に考えれば、本質的でないあいまいな診断基準によって選ばれた患者群についての研究が、その病気の本質を明らかにするとは考えにくい。病気についてのすべての研究の基礎は臨床的診断なのだから、やはりまず臨床的診断がしっかりしなければならないはずだ。

それでは、あいまいな診断基準とそれに基づくあいまいな知識で患者たちに対処せざるをえないわれわれ個々の精神科医が、精神医学の進歩のためにできることがなにかあるだろうか？　それは、一人ひとりの患者を、できるだけ長く、丁寧に診ることだろう。患者の症状は、だんだん重くなってきているのか、それとも軽くなってきているのか。それとも、重くなったり軽くなったり、周期的に変動しているのか。あるいは、症状は変わらないが、本人が年をとったために訴え方が変わってきているのか。精神疾患の症状は基本的に主観的なものなので、同じ医者が長く診なければ、症状の変化や経過については判断できない。つまり、われわれ個々の医者こそが、患者の経過の記録装置なのである。

しかも、長く精神科の臨床をやっていれば、その間に医者自身が年をとり、人生経験が豊富になってきて、それによって患者についての見方が変わってくる。当初は典型的な統合失調症だとか、古典的なメランコリー性うつ病だと思っていた患者が、予想外の経過を示し、回復する場合がある。そういう場合は、医者が若い頃につけた診断が誤っていたと考えるのが一番合理的である。

「この患者の初診時には、自分も若かったので、この訴えを病的所見と判断していたが、今になって考えると、これは病的な訴えではなかったのだ」というような、後になっての判断の変更は、患者の側からすると無責任で頼りないことだが、精神医学の性質からしてやむをえないことである。精神科の診断というのは、そういう人間臭いものなのだ。医者が長く患者を診るということは、同じ人間として、患者と一緒に年をとり、変わっていくということなのである。

そして、時間は不可逆的で、判断のもとになる経験は年とともに増える一方なので、若い時の判断よりも年をとってからの判断のほうが正しいことは間違いない。その意味で、われわれ精神科医の診断能力は、一生進歩し続ける。集合知としての精神医学は進歩しなくても、精神科医の人間についての個人知は着実に進歩するのである。その進歩しつつある観察眼で、典型的でない経過をとる患者を丁寧に追跡していけば、クレペリンが見逃したものがみえてくるかもしれないではないか。そう考えれば、マンネリに陥りがちな日々の臨床にもやりがいが出てくるだろう。

そうやって臨床を続け、経験年数が五〇年を超えて、いよいよ晩年になれば、自分の臨床上の経験をまとめて、若い後輩たちに伝えたいと思うことだろう。その時、後輩たちがそれを素直に受け止めてくれるかどうかについては、私自身の経験からして、心許ないわけなのだが……。

3　了解の能力、あるいは〈心的容量の非対称性の条件〉

意識のチューニング

もし精神病理学が、神経心理学や脳波学と肩を並べるような精神医学の方法論の一つであるとすれば、神経心理学における脳画像や脳波学における脳波に当たる患者への接近法は、精神病理学においてはなんだろうか。

精神病理学の方法は、開祖であるヤスパースがおよそ一〇〇年前に書いているところから変わっていない。すなわち、患者の意識に生じていることを、自分の意識に映してよく観察し、記述することである。これは臨床において、医者なら誰でも行っていることであり、なにも特別なことではないようにみえる。

どこが特別なのかについては、逆にヤスパースがなにを禁じていたかをみればわかってくる。すなわち、精神分析的方法のように症状を過剰に心理的に解釈することを禁じ、また安易に脳科学を当てはめて説明することを禁じている。患者の精神状態を解釈したり説明したりすることを思いとどまって、ただ自分の意識に正確に映しとり、それをできるだけ詳細に記述せよというのである。

ヤスパースが要請するこの「記述現象学」という方法的態度はきわめて禁欲的であり、まるで医者たちに対して「できることでもするな」と抑制しているようである。精神分析的方法に対する抑制については、現代の精神科医たちの多くは賛成するだろうが、脳科学のほうについては、ヤスパースの時代よりはるかに進歩した脳科学を使うことを抑制することは、合理的でないと考える人が多いだろう。たしかに、向精神薬を使いながら、脳科学をいっさい使わないということは不合理であり、欺瞞的でもある。

しかしながら、やはり現代においても、ヤスパースの要請は重要であると私は思う。むしろ脳科学が飛躍的に進歩している（ようにみえる）現在だからこそ、禁欲的な態度はいっそう重要なのである。精神病理学に対する誤解の多くは、患者の症状や病歴についての過剰な解釈を弄んでいるというイメージからきているように思われるが、本来は逆に、それこそはヤスパースが禁じていたことなのである。記述現象学という方法は、そのような過剰な解釈を禁じるうえに、現代においてさかんになってきている脳科学的説明をも禁じる、きわめて抑制的なものなのである。

なぜそこまで禁欲的にならなければならないのか。それは、われわれが自分の意識を、他人の意識を映す鏡として使うために、最大限の性能を発揮できるようにチューニングしなければならないからである。さまざまな理論や知識による解釈や説明は、この意識のチューニングを妨害する。医者は自分の意識ができる限り澄んだ透明な状態になるように、理論や知識を意識から排除しなければならない。これは、ある種の瞑想にも似た意識のコントロールの要請である。精神病理学の方法とは、自分の意識に他人の意識がくっきりと映り込むような、一種の意識変容なのである。

精神科医は騙される

精神病理学の方法が「意識を澄ませる」ことだとすると、それは知能を必要としないのだろうか？　いろいろな理論や知識は意識の鏡を曇らせてしまうので、かえってないほうがよいというのなら、まるで精神病理学には知能が必要でないかのようではないか。

もちろん実際には、患者の意識を自分の意識に映し込んだ後、詳細に記述するために多くの語彙や表現力が必要とされる。だから知能はもちろん必要なのだが、もし医者が、自分の意識に映しとり、自分で十分に了解した患者の精神状態について、他人に伝達する必要がなく、そのために記述する必要がないとすれば、そこまでの作業には知能を必要としないのだろうか。すなわち、

〈了解〉と知能は無関係なのであろうか。

素人から精神医学に対して投げかけられるよくある疑問の一つは、「精神科医は患者に騙されないのか」というものである。病気を装うことによって利益を得る人は世の中に多くいる。とくに犯罪者は、重症の精神疾患をうまく装うことができさえすれば、無罪放免になることも可能なのだから、病気を装う動機がきわめて強い。それを鑑別する役目を負う精神科医は、本当に騙されないのか。これが社会にとってたいへん重要な疑問であることは間違いないだろう。

その答えは明らかで、「精神科医は騙される。それもかなり簡単に」というものである。もちろん精神科医は、その社会的役割からすれば、騙されるべきではない。しかし、精神科医が犯罪者を精神鑑定する際などに、記述現象学の方法に忠実に則るならば、かえって簡単に騙されてしまうのである。なぜならば、自分の意識を澄ませて相手の意識の鏡になるという方法は、相手から届くさまざまなシグナルを、すべて真正なものとして受けとることを含んでいるからである。記述現象学は、相手が悪意をもって演技をしていることを想定していない。相手が悪意をもって演じているなどという想定は、意識を曇らせる理論的仮説の最たるものだからである。

記述現象学に則った精神病理学がそんな騙されやすいものでは役に立たないから、「騙されないための精神病理学」が新しく別に作られるべきではないか、という意見もあるだろう。しかし、基本的に騙すのは本物の精神疾患患者ではなく、患者を装う健常者である。したがって、騙す心理を扱うのは健常者の心理学である犯罪心理学であって、患者の心理を扱う精神病理学ではない。

精神鑑定医に限っては犯罪心理学に通じているべきだが、一般の精神科医が同じように犯罪心理学に通じている必要はないだろう。たしかに、犯罪者以外でも病気を装う人は少なくないが、あまり人に対して疑い深くなると、医者という仕事自体がやりにくくなってしまう。医者の仕事は人を救う仕事なのだから、基本的には性善説でよいのである。

もっと深刻な問題がある。鑑定する医者が犯罪心理学にも一応通じていたとしても、相手のほうが専門的な知識をもっていて、一枚も二枚も上手であるという場合である。近年、「サイコパス」という、きわめて知能が高く、しかもその知能を自分の欲望を満たすためだけに使い、その目的のためにはあらゆる嘘を吐き、他人を利用しつくすという異常な人格が取り沙汰されている。この概念は、現在のところ精神医学の主流には取り入れられていないが、フィクションにおいてはとても人気がある。だから、一般大衆が、精神鑑定医がサイコパスに騙されるのではないかと心配するのはもっともなことである。

この問題をより一般的に言い直せば、精神科医によって診察される人が医者よりも知能と知識において優れている場合に、医者は適切な判断ができるのだろうかという疑問である。この問いに対するよくある答えは、「その診察される相手の態度による」というものだろう。すなわち、相手が「自分の精神状態を理解してほしい」と望んで、素の自分を医者の前に晒し、意図的に医者を欺こうとしさえしなければ、医者の診断が誤ることはないだろうというのである。実際、精神科医の多くは最高度の知能をもっているわけではないが、高い知能をもつ患者が悪意をもっていない限り、診療は一般に問題なく進む。

しかし、それは当たり前の話であって、素人の疑問を払拭する答えではない。からだの病気で診察を受けようとする人が、医者の求めに応じて自分のからだを晒すように、精神科医の求めに応じて、自分のこころの内を隠し立てなく晒すならば、精神科医はなんの努力もせずに、相手の精神状態を了解できることだろう。だが、からだとこころは違う。からだは服を脱ぎさえすれば剝き出しになるが、こころはそもそも目に見えないものである。精神科医は、素人と同じように、相手の精神状態を、相手の表情や口調やその他の行動から間接的に判断しているにすぎないので、相手のこころの全体を見通すことなどできはしない。

もしサイコパスのような悪意に満ちた高知能者が周到な演技を凝らしてくれば、われわれ精神科医はひとたまりもなく騙されることだろう。記述現象学の方法に従って、精神分析や脳科学などの専門的知識を排除し、相手からくるシグナルをそのまま受け入れるように意識をチューニングした精神科医は、素人以上に騙されやすい状態になっているのだから、それは当然のことなのだ。精神病理学は性善説の前提をもっており、それゆえに悪意に対しては脆弱な方法論なのである。

子どもの了解しやすさ

悪意のある相手に通用しないからといって、記述現象学という方法が使い物にならないというわけではない。脳画像検査や脳波検査にも、患者が興奮して暴れている状態では実施できないなど、いろいろな制約があるのだから、記述現象学が適用できない場合があっても、それが一部にすぎなければ、臨床精神医学の方法として根本的な問題ではないのである。しかし、相手に悪意がある場合は考慮から外すとしても、知能の高低という一般的な問題は、記述現象学にとって無視できない大きな要因であるように思われる。

普通の人たちの間でのコミュニケーションを仔細に観察してみるならば、知能の高低が非常に大きな意味をもっていることがわかる。一般に、知能の高い人を一目見れば、「頭のよさそうな人だな」と直感的に感じ、その人とのコミュニケーションに対して気後れがするものである。それは、その人の知識の多さや思考速度の速さに圧倒されるからということではなく、それ以前に、一目見ただけで、その人の表情や物腰から、「この人はかなり頭がよい」と感じるのである。

知能の高い人の表情や物腰は、知能が低い人とどう異なるのだろうか。それは、逆に知能の低い人の表情や物腰がどうであるかと考えれば、よくわかるだろう。知能の低い人は、気持ちがそのまま表情や態度に表れる。相手が自分の表情や態度を見てどう思うかということを考えて、取り繕うことをしないのである。だから、不快な時は不快そうな顔をしているし、楽しい時は楽しそうな顔をしている。要するに素朴なのである。

逆に、知能が高い人は、表情や態度に自分の気持ちをそのまま表さない。常に、自分を見ている相手がどう思うかを計算に入れて、ある種の演技をしている。この演技というのは、悪意をもって相手を騙そうとする場合だけではなく、相手に心配をかけまいとして、具合の悪い自分の精神状態を隠して平静な演技をする場合のように、むしろ善意に基づく場合のほうが多い。さらに、相手が演技をしていることに気がついていない演技をするというような複雑なやりとりも、健康な大人の世界ではありふれた日常的なことである。

このように、演技はなにも相手を騙そうとする悪意に基づくものばかりではなく、むしろ大人の間のコミュニケーションにおいてはほとんど不可欠な要素である。いつもはこのような健康な演技を伴ったコミュニケーションをしている人が、演技ができなくなり、感情がその表情や態度にそのまま表れてしまっているとすれば、それはその人の精神状態が病的であることを意味する。抑うつが強すぎて取り繕う余裕もないのか、あるいは興奮が強すぎて隠しきれないのか、それとも認知症が進んで相手の気持ちを考える力がなくなっているのか、などである。

記述現象学は、このように演技ができなくなって、精神状態が表面に露出してしまっている状態の人に対して、最も有効に機能する。それは当然だろう。自分の意識を澄ませて相手の精神状態の鏡とし、相手から届くシグナルをできるだけそのまま受けとろうとするのだから、表情や態度などの行動に露出したその人の精神状態の表れを最大限に把捉して、自分の意識のうえに相手の精神状態を再構成することができるはずである。記述現象学とはこのように、相手が演技しているという可能性が排除された場面でその真価が発揮されるものなのである。

そうであるならば、記述現象学が最も問題なく適用できるのは、最初から演技をする可能性がない子どもや知的障害の人に対してだということになるだろう。われわれが子どもや知的障害のある人の精神状態を把握する際には、どのような方法を用いているだろうか。それは、われわれ自身の子ども時代の経験に照らして、相手の精神状態とその変化を共感的に理解するという方法である。当たり前のようだが、われわれの経験の有限性と一方向性からくる〈了解〉の限界について、通常はあまり認識されていないように思われる。すなわち、われわれは子どもについては容易に了解することができるが、自分より年長の人や、特殊な経歴をもつ人については、それほど容易に了解することができないということである。

われわれが最もよく了解できるのは子どもである。子どもはあまり演技をしないので、その精神状態が表面からみてとりやすい。また子どもの知能はわれわれ大人より低く、子どもの知識はわれわれより少ないので、子どもがわれわれを騙そうとしても、本当に騙されてしまう心配はほとんどない。そして、子どもが成長する過程で経験することは、基本的にわれわれが経てきたものと同じなので、子どもがなにを考えているかは、たいてい想像がつくのである。

このような子どもの了解しやすさは、たとえば教育学の基礎を成していると考えられるのだが、実は精神医学にとっても重要な基礎となっている。とくに知的障害については、ほとんど無条件に子どもに準えて理解することが通例となっている。すなわち、知的障害の人の理解については、精神医学的な専門的知識を必要としないと考えられているのである。本当は、知的障害にも子どもに準えるだけでは理解しにくい、特有の精神的問題が少なからず存在するのだが、それらは無視される傾向がある。

臨床的には、統合失調症、解離性障害、境界性パーソナリティ障害などのさまざまな精神疾患と知的障害が一人の患者において合併していることが珍しくない。そういう症例においては、知的障害によって理解すべき側面は、単なる人格の未熟さとして直接的に了解され、了解されえない剰余の部分が、合併しているほかの精神疾患によって説明されるのである。その意味で、知的障害は了解可能な精神状態として扱われている。

ヤスパースが「かのような了解」と呼んで批判した精神分析的解釈の説得力も、子どもの了解しやすさに基づいているように思われる。精神分析理論は、精神疾患の原因を乳幼児期の初期発達における障害に求める。すなわち、成人における精神症状を、万人に共通する子どもの精神の発達過程のある段階における不具合によって説明するのだが、そのような説明が一定の説得力をもつのは、了解しにくい成人における症状を、誰でも了解できる子どもの精神状態に準えて理解するからである。その意味において、精神分析理論は、人工的な概念によって構成された疑似科学理論というよりも、子どもの心理を介することによって〈了解〉の範囲を広げようとする試みなのである。

さて、われわれが子どもや知能の低い人を了解することが容易であることは確かだとして、逆に子どもが大人を了解することや、知能の低い人が知能の高い人を了解することはどうだろうか。これは明らかに困難である。大人が子どもに自分の気持ちを伝えようとする場合、そのまま伝えようとすることは基本的になく、子どもにわかりやすいように誇張して、子どもの表現に合わせた表現をする。この場合、大人は子どもを騙そうとして演技をしているのではなく、子どもに自分の気持ちをわからせるためには、子どもに合わせた演技をすることが必要なのである。すなわち、これは善意の演技なのである。このような事実は、子どもにとって大人の精神状態を理解することが困難であることを示している。

同様の事情によって、知能の低い人が知能の高い人を了解することは基本的に難しいといえる。すなわち、知能の高い人が知能の低い人とコミュニケーションをする際には、知能の低い人でも理解できるような幼稚な表現を伴った善意の演技をする。精神科臨床において、患者のほうが医者よりも格段に知能が高い場合にも、患者側にこういう善意の演技が生じることが避けられないので、医者が患者の精神状態を正確に把握することは困難だと考えられる。

このようなわけで、〈了解〉は知能と関係ないどころではない。記述現象学の方法は、医者のほうが患者よりも知能が高く、知識や経験、また成熟度においても勝っていることを前提としている。この条件を、心的な容量の大きいほうから小さいほうを理解することはできるが、その逆は基本的にできないという意味で、〈心的容量の非対称性の条件〉と呼びたい。この条件は精神病理学と精神医学にとって根本的なものである。したがって、精神科医は診断する相手よりも知能が高いことが望ましく、理想的には最高度の知能をもっているべきなのである。

共感性という条件

「精神科医は知能が高いほうがよい」などと言うと、すぐに反論が返ってきそうである。「頭が非常によくても、共感性の低い人はかえって精神科医に向いていないのではないか」と。そのとおりである。共感性の低い人は精神科医に向いていない。精神病理学の方法としての記述現象学は高い共感性を前提にしており、〈了解〉とは共感そのものなのだから、当然のことだろう。

しかし、このような反論はあまり本質的ではない。なぜならば、一般的には知能と共感性は比例するので、知能が高い人は共感性も高いからである。それなのに、まるで知能と共感性が反比例するかのように考える人が多いのは、知能が高いのに共感性が低いような例外的な人たちについての印象が強くあるからだろう。その例外的な人たちとは、アスペルガー症候群などの発達障害者のことである。近年、児童精神医学由来の発達障害概念を、安易に成人に当てはめる風潮が色濃くある。私は、発達障害、アスペルガー症候群、あるいはコミュニケーション障害といった疾患概念が拡大解釈され、精神科臨床において共感性が極端に重視されている現状を憂慮している。

共感性の低い人が精神科医に向いていないのは確かであり、患者の立場からすれば、人並み以下の共感性しかもっていない人は精神科医の仕事に従事すべきではないだろう。しかし、事実として、そういう共感性の低い人が精神科医として臨床に携わっていることが少なくないとすれば、どういうことが起こるだろうか。共感性の低い人は、相手の気持ちがわかりにくい。そういう医者は、当然患者がもっている共感性を十分に評価することができない。共感性も知能と同じように、高いほうから低いほうを評価することしかできないのである。すなわち、共感性にも〈心的容量の非対称性の条件〉が妥当する。

しかも、共感性は知能と違って、知能指数のような客観的な指標がないため、自分の共感性が相手の共感性より勝っているのか劣っているのかを知る手段がない。知能の場合は、その高さを相手の表情や振る舞いから直接感じとることができるが、共感性は外面への表現に乏しく、直接感じとることも難しい。したがって、共感性の低い人は、自分の共感性が低いことを自覚せずに、それを基準として、周りの人の共感性を自分のそれ以下のものとして評価する。その結果、共感性の低い医者ほど患者を発達障害と診断することが多くなるのである。しかも、患者が一度発達障害と診断されてしまうと、後を引き継いだ医者がみなそういう先入観をもって診療するようになるので、発達障害という診断ばかりがどんどん増えてゆくのである。

このように、精神医学において、共感性の障害を強調することについては、すでに実害が出てきているように思われる。共感性というものは、精神医学においては基本概念というよりも、いわば視力に比べられるような、臨床に必要な基本条件をなす能力なのである。ところが、絶対に必要なはずのこの能力を、多くの精神科医が実際には十分にもっていないということが明らかになりつつあるのではないだろうか。

いずれにしても、一〇〇年前から変わらない精神医学の基本的方法である〈了解〉に含まれている問題が、今になってこのように浮上してきていることには、発達障害概念の流行以外に、次のような歴史的背景があるように思われる。

医者はかつては特別な職業であり、権威と神秘性に取り巻かれていたが、今では普通の職業の一つになりつつある。おそらくヤスパースの頃までは、特別に知能が高く、さまざまな知識と経験をもった医者だけが記述現象学を行っていたので、この方法が前提としている〈心的容量の非対称性の条件〉が表面化しなかったのだろう。ところが、今では誰もが医者になりたがり、また勉強さえできれば誰でもなれる職業だと考えられるようになっているので、この条件があらためて認識される必要が生じているのである。記述現象学の条件、あるいは〈了解〉の能力について真摯に考えるならば、精神科医になろうとする人には、高い知能と高い共感性の両方を兼ね備えていることが求められるのであり、本当は誰でもなれるわけではないからである。

精神科医は頭がよく、共感性が高く、人格的に成熟しているべきである。これらの条件は、素人が精神科医に期待するものとしては、当たり前のことばかりである。それなのに、当の精神科医であるわれわれがこれらの条件を否定したくなるとすれば、自分たちがそれらを満たしている自信がないので、なんとかその真理から目を背けようとし、言い訳を探しているだけのことである。

なにしろ、これらの条件を真面目に受けとれば、精神医学を十全に実行する資格のある精神科医など一人もいなくなるように思われる。すなわち、精神科医に求められる〈心的容量の非対称性の条件〉とは、現実には完全な実現ができないものなのである。その意味では、精神科医とは、実現不可能な前提のうえに立っている架空の存在である。そしてわれわれ現世の精神科医は、自覚のあるなしにかかわらず、精神科医の演技をしているにすぎないのである。

4

他人のこころはわかるのか
——精神病理学の哲学的基礎について

ヤスパースの矛盾

精神病理学が多くの精神科医から敬遠される理由の一つは、哲学との関係が強いことだと思われる。精神科医は医学部で教育を受けた医者であるから、一般に哲学にくわしいわけではないし、哲学に対して「非科学的な戯言」というようなネガティヴな偏見をもっている人も多い。精神医学も医学の一分野であるからには科学であるべきなのに、どうしてその基礎の部分に哲学が必要なのだろうか?

実は、精神病理学の実質的な開祖であるヤスパースは、精神病理学に哲学を混ぜ合わせることを厳しく戒めていた。精神病理学は経験科学であり、観念的・思弁的な哲学とは一線を画すべきだというのである。しかしそうであるなら、開祖による禁止にもかかわらず、いったいどうしてその後の精神病理学は哲学的になっていったのだろうか？

それにはいくつかの理由があると思われるのだが、まず第一に、ヤスパース自身の言動に矛盾があったことが指摘されなければならないだろう。ヤスパースは三〇歳の若さで不朽の名著『精神病理学総論』（一九一三年）を書き上げ、ハイデルベルク大学医学部でこれを講じた後、三八歳で同大学の哲学教授となっている。つまり、自分の同僚である精神科医たちには哲学をすることを禁じておきながら、自分はさっさとプロの哲学者になってしまったわけである。

そして、哲学者になった後は精神医学について口出ししなかったかというと、そうでもなく、第二次大戦中に『総論』を改訂し、戦後すぐに決定版（第四版）として出版している。しかもその決定版には、初版にはなかった最終章「人間存在の全体」を付け加え、そこで精神病理学の基礎としての実存主義哲学を論じているのである。このように、精神病理学にとっての哲学の意義についてのヤスパースの態度はあいまいなのである。

ヤスパースは『総論』の序論の冒頭で、精神病理学は「なにが知りうるのか、なにが本当のことなのか、なにがはっきりと証明され人に示すことができるのかを問題にする」と述べている。この問題意識は、すでに十分すぎるほど哲学的ではないか。実際、彼は「精神病理学者はどうしても方法論に携わらなくてはならない」と言い、精神医学の方法論の検討については哲学が必要だと認めているのである。ただし、その直後に「精神病理学者には方法論的批判以外では、もっと深く哲学の勉強をしても積極的な価値はない」「精神病理学には哲学から受けとって学ぶようなものはなにもない」と付け加え、哲学からの影響を最小限に食い止めようとしている。

そうはいっても、実際には哲学抜きでは精神病理学が成り立たないことをよくわかっていたからこそ、後になって「人間存在の全体」の章を書き加えたのだろう。なにしろ、今ではヤスパース自身が二〇世紀を代表する哲学者の一人となってしまったのだから、彼自身の意図に反してかもしれないが、結果として自分の哲学を精神病理学の基礎に据えることになってしまったのだ。ところが、ヤスパースの哲学と精神病理学の関係については、あまり必然性がないという評価が多い。ヤスパースの精神病理学の継承者を自認していたクルト・シュナイダーも、「人間存在の全体」の章の追加については否定的だったといわれる。どうやら、精神病理学と哲学の関係については、ヤスパース自身、解決しそこなったようである。

〈了解〉のメカニズム

ヤスパースは「精神病理学は経験科学であるべきだ」と言ってはいるが、自然科学と同じ基準によって成り立っていると言っているわけではない。というのも、『総論』において「科学」と訳されている言葉は英語の“science”ではなくドイツ語の“Wissenschaft”であり、この語の意味は狭義の科学より広く、人文社会科学を含んでいるのである。ヤスパースは、精神医学は自然科学の方法だけではなく、人文社会科学、当時の用語では「精神科学（Geisteswissenschaften）」の方法をも用いると明言している。そして、その方法こそが「了解（Verstehen）」に基づく記述現象学なのである。

前章で、記述現象学的方法は、観察者が被観察者に対して知能においても共感性においても優れているという〈心的容量の非対称性の条件〉を前提にしているということを論じた。この方法によって記述された諸現象は、了解されうる場合は了解され、了解されえない場合は説明されることになる。したがって、患者の精神状態が了解されるためには、まず〈心的容量の非対称性の条件〉が満たされている必要があるのである。

しかし、これはあくまで必要条件にすぎず、この条件によって了解のメカニズムが明らかになるわけではない。それでは、了解のメカニズムはどのようなものだろうか。ヤスパースによれば、了解とは、「相手のこころの状態を鏡に映すように自分の意識のうえに描き出し」て、「心的なものが心的なものから自然に発生してくることを確認する」ことだというのだが、しかしそういう作業自体はいったいどのようにして可能になるのだろうか。

実は、ヤスパースはそれについては説明していないのである。了解にはどのような種類があり、それぞれがどのように使用されるべきかについてはくわしく説明しているが、了解できるのはなぜかについてはほとんどまったく説明していない。まるで、誰でもできることだから説明する必要がない、それこそ「了解については了解できるから説明する必要がない」とでもいうように。

しかし、誰でもできることだからといって、なんの不思議もないということにはならない。昨今、人間の社会的機能としての共感性が注目されていることからも、精神病理学がその基本的道具としている了解について、あらためて反省することが必要だろう。

誰にとっての現象学か

「記述現象学」という言葉はヤスパースの造語のようだが、「現象学」という言葉は彼のオリジナルではなく、哲学から取り入れたものである。現在では、現象学といえばもっぱらフッサールの哲学体系を指すようになっているが、『総論』初版が書かれた時期にはこの言葉が必ずしもフッサールに結びつけられることはなかったらしく、ヤスパースはフッサールの理論に縛られずに現象学という言葉を使っている。また、『総論』第四版においては、前期フッサールの「記述心理学」の方法を採用し、後期フッサールの「本質直観」の方法は採用しないと明記している。

ところが、現象学に対するヤスパースのこの態度については、後続の精神病理学者たちの間で評価が分かれた。その後、ヤスパースの教えに反して、後期フッサールに従って「本質直観」の方法を採用する一群の精神病理学者たちが現れ、彼らのほうが「現象学派」と呼ばれることになったため、ヤスパースの記述現象学の位置づけはなおさら不明確になってしまった。

しかし、「本質直観」の方法を認めるかどうかという問題以前に、そもそも現象学という方法が精神病理学にとって本当に最適なものなのかということも問題になるだろう。というのも、「超越論的主観性」が構成する現象を記述するという現象学の基本的立場からは、少なくとも直接的には他人の意識を把握することはできないように思われるからである。

すなわち、記述現象学という方法で記述されるのは、いったい誰の意識なのか？　患者にとっての現象学なのか、それとも医者にとっての現象学なのかという問題である。

医者が患者を前にして、知識や理論をできる限り排除して、患者の表情や身振りを眺めながら、患者の陳述に耳を傾けているうちに、自然と自分の意識に浮かんでくるもの。それを患者の意識だと考えるのが記述現象学なのだが、どうして自分の意識のうえに浮かんでくるものが他人の意識でありうるのだろうか。これは明らかに不可能なことだと思われる。自分の意識が自分にしかわからないのと同じ理由で、他人の意識はその他人にしかわからないはずだからである。

しかしそこを問題にしてしまうと、手も足も出なくなってしまうのではないか。われわれ精神科医は、臨床的実務のために、とにかく他人の精神をどうにかして捉えなければならないし、実際に捉えることがある程度できていると信じている。それがどうしてできているのか、理論的には明らかでないが、そこはとにかくできているということで済ませておいてもよいのではないか。実際、大多数の精神科医にとってはそれでよいだろう。しかし、精神医学の基礎学問であるはずの精神病理学が、そういうあいまいなことで済ませてよいものだろうか？

フッサールにも他者認識の理論がないわけではない。『デカルト的省察』（一九三一年）のなかで展開されている他者認識の理論は、次のようなものだ。われわれは、まず他者の外面に表れている行動を自分の行動と似ていると認識する。次に、そのことから他者のなかには自分の行動を起こしている自我と同じような働きがあるのではないかと推測する。そして、相手の行動を起こしている相手の気持ちに〈感情移入（Einfühlung）〉することによって、初めて他者の身体のなかに、われわれの自我と同じような〈他我〉があると認識するのである。

このフッサールの他者認識の理論は端的に言って、エイリアンについての認識、すなわち、われわれ地球人がほかの天体から来た生命体に出会った際にはぴったり妥当するように思われる。エイリアンの姿形がわれわれと大きく異なっていたとしても、もしその行動がわれわれと似通っていれば、われわれの自我と同じような自己意識、すなわち〈他我〉を認めるべきだろう。

また、この理論は、母親以外の他人に初めて会う乳幼児にも妥当するように思われる。乳幼児がある時期までは同世代の他人を無視したり、物のように扱ったりすることはよく知られており、〈他我〉を認める働きは心理的発達によって獲得されるものと考えられるからである。

この理論はそれなりに厳密であるように思われるし、精神病理学に応用する価値もあるように思われる。ある種の患者、たとえば重症の自閉症患者については、乳幼児と同じように、他者認識がまず同じ人間かどうかという根本的な次元から障害されていると考えられる。そのようなケースについては、患者の精神病理を理解するのに、フッサールの他者認識の理論はたしかに役立つだろう。

しかし、それは精神病理学の方法としての了解とは別の話である。患者の他者認識能力が不十分であるということは、まず医者が了解によって認識し、その後でその障害のメカニズムを説明するためにフッサールの理論を利用することができるというだけのことである。あくまで医者が対象としての患者にこの理論を当てはめているのであって、医者自身が患者の精神状態を了解することのメカニズムがこの理論によって明らかになるわけではない。

記述精神病理学における記述は、いきなり他者である患者の意識についての記述から始まって、それが了解できるか否かが問題にされる。しかし本当は、患者の意識上である現象が起こっているというのも医者の意識上の現象なのであり、したがって了解というのは医者自身の意識のなかでの操作にすぎないのではないか。そして、もしそうだとすると、了解できるか否かというのは、まったく医者の恣意的判断にすぎなくなるのではないか。

患者にとっての現象学か、医者にとっての現象学かという区別を理論的に認識すること自体はそれほど難しくないと思われる。しかしこの区別は、精神病理学において、なかば意図的にあいまいにされてきたように思われる。なぜならば、この区別を言い立てると、記述現象学という方法の根本が揺らいでしまうからである。そのため、他者認識という精神病理学にとって根本的な哲学的問題は、ほとんど不問に付されてきている。

ところで、わが国の精神病理学もまた哲学の影響を強く受けてきたのだが、学界が最も活気に満ちていた一九八〇年代には、哲学・思想における「他者」の問題の流行に影響されて、他者認識の問題に関する議論がさかんに行われた。そこで、その議論のなかから現れた二つの独創的な理論についてみてゆこう。

木村敏の〈あいだ〉論

私の師でもある木村敏は、わが国の精神病理学を代表する研究者であるだけでなく、国際的にも知られた哲学的精神病理学者である。木村は多くの哲学者の仕事を参照しており、なかでも大きく依拠しているのが西田哲学とハイデガー哲学で、ほかに和辻哲郎、ベルクソン、ドゥルーズ、デリダなども参照している。とはいっても、木村の理論は優れて独創的であり、むしろ多くの哲学者の仕事が、木村の理論を支えるために取り込まれていると言ったほうが当たっている。

木村の唱える〈あいだ〉論は、一言で述べるなら、精神病理現象の関係論的理解を形而上学的次元で一般理論化したものである。すなわち、精神医学で扱われる精神病理現象はすべてなんらかの意味で自己と他者の関係の病理であり、自己と他者の関係の病理とはすなわち〈あいだ〉の病理だとする。

これはたんに人間同士の関係一般を〈あいだ〉と呼んでいるだけのことではない。普通は各個人が主体的に互いに関係を結ぶことによって事後的にある関係が成立すると考えるが、木村はそうではなく、各個人の主体性がもともと〈あいだ〉に由来しており、そこから分離することによって成立したものだと主張する。このことを説明するために、彼は渡り鳥のような群れを成す動物における群れ全体としての主体性、すなわち「集団主体性」をもちだす。

さらに、〈あいだ〉は、経験的な次元では自己と他者の外在的・水平的な「あいだ」と自己と自己自身の内在的・垂直的な「あいだ」の二つの形をとるが、もともとはそれら二つに分かれる前の一つのものだとされる。すなわち、動物は水平の「あいだ」しかもっていないために集団主体性しかないが、人間は水平の「あいだ」と垂直の「あいだ」を重ねてもっているために、集団主体性に加えて個別主体性があるのだという。

この理論は難解であるとともに、極端に広い適用範囲をもった根源的理論であり、精神医学や心理学にとどまらず、生物学ないし生命論の全範囲を包摂する。実際、木村はこの理論を正式に提起した著書『あいだ』（一九八八年）以降、みずから「生命論的展開」と呼ぶ理論的発展段階に踏みだし、「臨床哲学」を唱えるようになっている。

しかし、木村は最初からやたらにスケールの大きな一般哲学の構築を目指していたわけではない。彼がこの〈あいだ〉論を提唱したことの動機は、精神病理学における方法論的問題にあった。すなわち、他人である患者の精神状態が私（＝医者）にわかるというのは、どういう根拠によることなのかという問題に解決を与えるためだったのである。

そして、西田哲学を導入することによって、この問題に木村が与えた解決は、「私のこころと他人のこころは根底において繋がり合った一体のものであり、それゆえに他人のこころが私に直接わかるのだ」というものであった。私がここでこう感じていることは、私のなかだけで起こっている出来事ではなく、私と誰かの間で起こっている出来事なのだ。これは相互的な出来事であって、私と相手のどちらかに主体があるわけではなく、私と相手の関係としての〈あいだ〉にこそ主体があるのだ。

〈あいだ〉論は、まるでテレパシーの存在を認めているかのようにも聞こえるので、神秘主義的に受けとられることもあるが、次のように考えれば、なんら神秘的ではない。初対面の他人に対しては、まだ関係性ができていないので、親しい人との間にあるようなこころの交流はない。それが、付き合いを続けているうちに、なんらかの関係性ができ、互いに「私にとってのその人」というイメージができあがってくる。社会のなかで生きているわれわれは、互いに互いのイメージをもって付き合っている。〈あいだ〉とはそのような互いのイメージのやりとりのことなのだ。

ただしここで、「私」というのはあくまで私自身が私についてもっているイメージであって、他人たちがもっている私についてのさまざまなイメージとは関係ないとするのが普通の考え方であるが、木村は、その両者に根本的な違いはないとする。私が私についてのイメージをもつことは、私だけで成り立つことではない。「私」を対象化する私の主体性の正体は、周囲の人々と一体になった「集団主体性」なのだというのである。

このように、木村は、他者としての患者のこころを医者としての私が理解できるということの根拠を求めた末に、「私」の実体性を解体し、反対に他者との通路自体を〈あいだ〉として実体化することによって、他者との直接的交流の可能性を確保したのだった。しかし、このような認識は、あまりに常識からかけ離れた一種の悟りのようなものであって、日常的な精神科臨床における有用性については疑問がもたれるだろう。

松尾正の厳密な現象学的方法

木村はみずからの方法論を現象学という名前で呼び続けているが、それが少なくともフッサール現象学からは遠く離れていることをみずから認めている。彼はむしろ、西田哲学の自己・他者論に依拠することによって、フッサールの他者認識理論の限界を超えようとしたのであった。それに対して、逆にフッサール現象学の基本へと回帰することによって、他者認識の問題を解決しようとしたのが松尾正である。

フッサール現象学に厳密に従うならば、ヤスパースの記述現象学がいきなり他人である患者のこころの状態について記述し始めることを肯定することはできない。現象学的記述は、あくまでも自分の意識についての記述なのだから、患者のこころの状態については、先に述べたようなフッサールの他者認識理論を介して、間接的に記述することができるだけである。すなわち、われわれには他者のこころに直接繋がる通路はないのである。

フッサール現象学の方法とは〈現象学的還元〉であり、それは日常的な心的態度に染みついている常識や知識をいったんすべて「括弧に入れ」て捨象し、意識に映る現象を直接記述することである。この方法をそのまま精神科臨床に適用するならば、目の前にいる患者に統合失調症という診断がすでについているということ自体、捨象されるべき知識だということになる。われわれの意識に直接与えられるのは、統合失調症という疾患でも、患者という人格でもなく、「統合失調症患者という現象」だけだからである。

現象学的に厳密な方法を臨床に適用した結果として、松尾の精神病理学は、医者が自分の意識に映った「統合失調症患者という現象」を記述し続ける、一種の内省的な日記のようなものになった。すなわち、医者が患者との臨床上のやりとりを細かく記述した後、自分が患者を記述するために使ったさまざまな用語について、現象学的観点から分析し、意味を確定してゆくのである。

このような松尾の方法は、方法論的に厳密であることはたしかだが、それと引き換えに、個別の患者の記述に縛りつけられてしまう。そしてそのために、一般化された疾患概念や医学理論を利用することがほとんど不可能になっているように思われる。そうだとすれば、その臨床的実用性については疑問があるといわざるをえないだろう。

適度に哲学的であること

「他人である患者のこころがなぜ私にわかるのか」という精神病理学における根本的問題についての解決の二つの例をみた。「私のこころと他人のこころは同じ〈あいだ〉から分かれたもので、もともと通じているから分かり合えるのだ」という木村理論と、「他人のこころは私には絶対にわからないので、私は私の意識に映る他人という現象を記述するしかないのだ」という松尾理論。他者認識の理論として、まさに両極端といえるだろう。それでは、精神病理学を学ぼうとする者は、これら両極端のどちらかの立場を選ばなければならないのだろうか？

そんなことはないはずだ。精神病理学はなによりも臨床的実感に基づくべきである。他人のこころがわかるのかという問題については、「自分のこころと同じようにわかる」というのも言い過ぎだし、反対に「絶対にわからない」というのもやはり言い過ぎだろう。「本当に間違いなくわかるか」と問われれば、もちろんそういうわけではないが、「ある程度、なんとなくはわかる」というのが実感だからだ。

しかし、このような中途半端な認識のあり方については、哲学的には正当化することが難しい。哲学的探究は、理論的整合性を追求するその性質上、極端な立場に至ることを避けられないからである。『総論』初版でのヤスパースは、方法論的問題に関してだけ哲学の介入を許したが、実はその方法論的問題についての哲学的探究こそが、いずれかの極端な認識論的立場へと導いてしまうのである。

臨床を足場とする実学としての精神病理学は、両極端の認識論的立場によって引き裂かれるわけにはいかない。あいまいであっても実際的な立場を採るべきである。方法論的な批判精神をもちつつも、臨床的現実から浮き上がってしまわないように、極端化を避けて、「適度に哲学的」な態度を保つべきである。

「適度に哲学的」などというのは、純粋を志向する哲学からみれば不純な態度だろう。しかし、そもそも実学としての精神医学は、適度に生物学的で、適度に心理学的で、適度に常識的であるという、現存する諸学問のなかでも最高度に不純な学問なのである。そのように「不純」な精神医学の基礎を成す精神病理学が「適度」に哲学的であるということは、ある意味で当然のことなのである。

5 〈了解〉の応用問題

〈静的了解〉と〈発生的了解〉の関係

ヤスパースによれば、精神病理学には自然科学的方法だけでなく、精神科学的方法も必要である。そして、自然科学的方法が「因果関連」についての〈説明〉であるのに対して、精神科学的方法は「了解関連」についての〈了解〉である。「因果関連」とは物理的な因果関係のことで、「了解関連」とは心理的な意味の繋がりのことである。

これはなにも難しいことを言っているわけではなく、精神科臨床の現実をあらためて定式化しているだけのことである。すなわち、精神科臨床では生物学的・脳科学的な説明以外に、常識的な心理的解釈も使っているということである。ヤスパースの時代と現在で、その比率はいくらか変化したかもしれないが、両方が使われているということには変わりはない。

ヤスパースによると、〈了解〉にはいくつかの種類がある。〈現象学的了解〉は「患者の自己描写の助けによって体験をわれわれのこころの中に描き出すこと」であり、それに対して〈表現了解〉は「運動や身振りや形姿における心的意味を直接に知覚すること」である。〈合理的了解〉とは「一人の人間がもつ合理的内容をただ思考的に了解すること」であり、それに対して〈感情移入的了解〉は「相手の心情を感情移入によって直接に理解すること」である。さらにこれらを総合して〈精神的了解〉、〈実存的了解〉、〈形而上学的了解〉という段階を進んでゆくという。これらの区別にももちろんそれなりの意味があるのだが、臨床的観点からもっとも重要なのは、〈静的了解〉と〈発生的了解〉の区別である。

〈静的了解〉とは、「今、相手の考えている（感じている）ことがわかる」ということであり、共感的理解のことである。前章で、わが国の精神病理学における二つの極端な考え方を挙げて論じたのは、〈静的了解〉の成立の可能性についてであった。一方の〈発生的了解〉とは、「精神的なものから精神的なものが出てくるのが明証的にわかる」ということで、言い換えれば「相手がなぜそのように考える（感じる）のかわかる」ということである。〈発生的了解〉は一般に「心理学的説明」と呼ばれているものに当たる。

臨床上は、まず〈静的了解〉が成立しなければ、相手の現在の気持ち自体がわからないのだから、なぜそういう気持ちなのかについての理解である〈発生的了解〉は成立しない。しかし、

〈発生的了解〉はわれわれが共通にもっている心理的な意味の繋がりによる理解なのだから、〈静的了解〉によって「（相手の気持ちは）こうである」という現実のデータが入ってくる前から、「もしこうだったら次はこうなるはずだ」という枠組みは決まっているはずである。その枠組みとは心理法則の集まりであり、したがって〈発生的了解〉の内実は多くの心理法則が束ねられた理論、すなわち「心の理論」なのである。

〈静的了解〉と〈発生的了解〉の関係について、ヤスパース自身は両者がそれぞれ「精神的なものの横断面と縦断面」に対応すると書いている。しかし科学哲学的にみれば、むしろ両者の関係はデータと理論の関係だと考えられる。すなわち、〈静的了解〉が不可能な幻覚などは破格のデータに当たり、〈静的了解〉はできるが〈発生的了解〉ができない妄想などは、理論に合致しないデータ、すなわちアノマリー（anomaly）に当たる。

ただし、〈発生的了解〉の枠組みは、科学理論のように、アノマリーの出現をきっかけとして、それを含み込めるように変化して進歩するということはない。もし〈発生的了解〉の内実が「心の理論」なのであれば、本人の精神的発達に従って進歩するはずだが、実際はそうではない。その理由は、〈発生的了解〉を用いて診断する医者の人格は、すでに十分に成熟しているということが暗黙の前提になっているからである。

〈了解／説明〉と病因

ヤスパースの〈了解〉概念のもう一つの重要な側面は、〈了解可能〉か〈了解不能〉かという区別が、神経症・パーソナリティ障害かそれとも精神病かという精神疾患の質ないし病因の区別にそのまま対応しているということである。すなわち、神経症やパーソナリティ障害は正常心理の延長上で、量的異常として理解できるので〈了解可能〉だが、精神病は質的異常であって〈了解不能〉である。ここで重要なことは、生物学的な説明が可能な病態も〈了解不能〉だとされることである。

〈了解不能〉という用語は、臨床上はしばしば統合失調症における妄想や奇妙な行動について「不合理」「意味不明」という意味の形容に用いられているが、これは誤用である。ヤスパースの元来の用法では、病的過程に基づく異常な精神現象だけでなく、健康な精神的・身体的素質や成長過程も、「精神的なものから精神的なものが出てくる」という形では理解できない、すなわち〈発生的了解〉によって捉えられないので、〈了解不能〉なのである。すなわち、不合理な現象だけでなく、生物学的に説明されうるという意味で合理的な現象も、すべて〈了解不能〉なのである。

したがって、すべての器質性・症状性（外因性）精神障害は〈了解不能〉だということになる。

また統合失調症や内因性うつ病が〈了解不能〉だとされるのは、生物学的な解明が不可能だという意味ではなく、むしろ脳疾患として解明されるのを待っている疾患だという意味なのである。統合失調症患者の内部で進行している「病的過程（プロツェス）」というのは、たとえばアルツハイマー病において進行している神経細胞の変性過程に比べて、それ以上に不気味なものであるという含みはない。

ヤスパースは当時の精神医学の大勢に従って、精神疾患をそれぞれ外因性・内因性・心因性に当たる三群に分類している。また、ヤスパース自身はとくに強調していないが、当時から各種の精神疾患を「深度」によって配列する考え方があり、それによれば、もっとも浅い疾患群が心因性疾患（神経症性障害とパーソナリティ障害）、もっとも深い疾患群が外因性疾患（器質性・症状性精神障害）で、内因性疾患（統合失調症と気分障害）はその二つの間に位置する。〈了解〉概念をこれに照らし合わせると、もっとも浅い心因性疾患だけが〈了解可能〉で、それより深い内因性疾患と外因性疾患は〈了解不能〉であるのと同時に、もっとも深い外因性疾患は生物学的な〈説明〉がもっともしやすい。すなわち、〈了解〉しやすい心因性疾患と〈説明〉しやすい外因性疾患に挟まれた内因性疾患とは、もっとも〈了解〉も〈説明〉もしにくい疾患群だということになる。

このような「深度」による差だけではなく、各種の精神疾患と〈了解〉概念との関係はさまざまである。そこで逆に、それぞれの精神疾患の〈了解〉概念との関係を吟味することで、〈了解〉概念のもっている意味が明らかになってくるだろうと考えられる。これを〈了解〉の応用問題として以下に実行してみよう。

各精神疾患と〈了解〉の関係

統合失調症と〈了解〉

先に述べたように、〈了解不能〉という用語は臨床上、統合失調症のさまざまな奇妙な症状を特徴づけるために使われている。そこにはヤスパースの原義としての「了解できないから説明されるべきだ」という意味以上の含みがある。すなわち、「まったく理解できないほど奇妙で不気味だ」という印象である。これは伝統的に使われてきた〈奇異（bizarre）〉という用語と関係がある。

クルト・シュナイダーは統合失調症に特徴的な〈一級症状〉を提示した。具体的には「考想化声」「会話する声の幻聴」「考想伝播」などの八つの症状である。シュナイダー自身はこれらの症状群を「自我障害」という概念で括ることを避けたが、〈一級症状〉のほとんどは自我障害症状と見なすことができる。

ＤＳＭはあらゆる精神病理学理論を避けようとしているため、当然、自我障害の概念は用いておらず、シュナイダーの〈一級症状〉もそのまま導入することはなかった。とはいえ、そこに含まれていた統合失調症にとってきわめて特徴的な要素については、診断基準として重視しないわけにはいかなかった。具体的には、DSM-Ⅳ-TRまでは、〈奇異な妄想〉があれば、その一つの項目だけで統合失調症と診断してよいとされていたのである。そして、それほどまでに統合失調症に特徴的な〈奇異な妄想〉とはどのようなものかといえば、具体的には、「本人の意思や身体が他者のものであるように体験される妄想」だとされており、事実上自我障害症状を指しているのである。

結局、統合失調症に特有の、われわれにとってきわめて了解しにくい〈奇異〉な体験の代表が、いわゆる自我障害症状なのである。こうして統合失調症を特徴づける〈了解不能性〉と自我障害症状の存在が重ね合わされる。統合失調症の本質を自我障害だとする考えはここに由来する。

うつ病・気分障害と〈了解〉

伝統的な精神病理学においては、うつ状態には心因性のもの（反応性抑うつ、抑うつ神経症）と内因性のもの（精神病としてのうつ病）があり、前者は〈了解可能〉、後者は〈了解不能〉とされる。しかし、現代の操作的診断体系では病因を問題にせず、抑うつの程度の差だけを問題にするので、もともと質的な差を見出すためにある〈了解〉という方法がないがしろにされている。うつ病の診断において〈了解〉という方法が必要かつ有効かどうかが問われているわけだが、うつ病と気分障害の理解において〈了解〉はどのように使われてきたのだろうか。

まず、気分の変化が量的に大きくても、嬉しいことがあるといくらか気分がよくなるというような反応性が保たれていれば、〈了解可能〉であり、精神病性症状とは見なされない。逆に、気分の変化が量的に小さくても、外的誘因なく起きたり、周期的に出現したりすると、〈了解不能〉とされ、精神病性症状と見なされる。

これはすなわち、気分の変化は正常心理においては外的誘因によって反応性に起こってくるという原則があり、それ以外の、外的誘因のない気分の変化は異常であるという厳しい区別がなされているのである。一回きりの持続の短い気分変化では、外的誘因があったかなかったかの判断は難しいことが多いだろうが、持続の長い気分変化が周期的に出現するとなると、正常心理には存在しないなんらかの別のメカニズムが働いていると想定せざるをえない。それは統合失調症のような進行性の過程ではないとしても、やはり病的な過程なのであり、それこそが気分障害の内因である。

ここで注意すべきなのは、女性の月経に関連した気分の変化や、季節・天気に関連した気分の変化も、月経周期や気候などの精神の外部の要素によって精神が影響されている現象であるから、「精神的なものから精神的なものが明証的に出てくる」現象ではなく、〈了解不能〉であるということである。月経前の気分の不安定については、「女性同士だからわかる」というのは、厳密な意味では〈了解〉ではないのである。

また、精神病性うつ病における妄想についても〈了解〉にかかわる問題点がある。

うつ病に特徴的な罪業妄想・貧困妄想・心気妄想をまとめて微小妄想と呼ぶが、それはこれらの妄想がいずれも自分の存在をさまざまな意味で小さな、価値のないものと感じる気分が基盤になっていると考えられるからである。これは躁病における「自分にはなんでもできる」とか「自分は出世が約束されている」などの誇大妄想が、異常に気が大きくなり、万能感に満たされた気分が基盤になっていることとちょうど裏返しの関係にあると考えられる。

これらの妄想は「全体感情妄想」と呼ばれ、全体感情（気分）に一致しているという意味では了解でき、それゆえに「真正妄想」ではなく「二次妄想（妄想様観念）」だとされる。しかし、思考の異常という観点からは、これらの妄想は「内容が誤っており、確信が強く、訂正不能である」という意味において紛れもなく〈了解不能〉なのである。この矛盾は、妄想が気分だけによって成り立つわけではなく、気分に一致するような具体的な素材をかき集めて構成することで成立するということからきている。すなわち、妄想の成立メカニズムにおいて気分を重視する立場からは〈了解可能〉であっても、具体的に素材を集め、構成する思考過程を重視する立場からは〈了解不能〉なのである。

てんかんと〈了解〉

現在では、てんかんが器質性疾患であることには異論はなく、心因性発作はてんかん発作ではないとされる。しかし、臨床上はてんかん患者に心因性発作（ヒステリー発作）やそのほかの心因性症状が合併することが珍しくないので、真のてんかん発作と心因性症状の鑑別は現在でも重要である。

てんかん発作は原則的に心因によって誘発されることはないので、精神的な原因によって出現する発作はすべて解離・転換症状（ヒステリー発作）だということになる。したがって、一般に〈了解可能〉な発作は真のてんかん発作ではない。ただし、真のてんかん発作を、患者自身が心因と結びつけている場合も多い。そういう場合、医者は患者の言うことを真に受けて、誤った〈了解〉をしてしまいやすい。とくに部分発作（からだの一部の痙攣や感覚の異常など）については、通常、患者自身による報告しか情報がないため、解離・転換症状との鑑別は難しい。

部分発作のなかでも発作性恐怖、既視感、離人症などの「精神発作」の鑑別は格別に難しい。理屈のうえでは、精神発作は患者の脳のなかで生物学的・病理学的なメカニズムによって起こってくる発作活動に対応する精神現象であるから、当然〈了解不能〉であり、一方、本人の精神状態が不安定なために起こってくる心因性の発作性精神症状は、「精神的なものから精神的なものが出てくる」のだから〈了解可能〉である。しかし、そのように理論的には区別されても、いずれも主観的には発作症状であるため、臨床的な区別は実際にはしばしば困難なのである。

精神発作と心因性発作性精神症状の区別は、言い換えれば「脳の発作か精神の発作か」という区別である。これはパニック発作をどう捉えるかとも関連する問題である。すなわち、精神的な不安が悪循環を起こしている状態だと捉えるか、脳の恐怖回路の閾値が異常に低下している状態だと捉えるか。「そのような区別をする意味はない。なぜなら、精神的な不安とはすなわち脳の恐怖回路の活動なのだから」という同一説の立場が近年の流行である。しかし、これは〈了解〉の観点からはやはり重大な区別であるし、この区別をしなければ、精神発作と心因性発作性精神症状の鑑別は実際不可能なのである。

認知症と〈了解〉

アルツハイマー病、レビー小体病などの認知症は典型的な外因性精神疾患であり、基本的に〈了解〉ではなく〈説明〉の対象と考えられている。実際、認知症における健忘、構成失行、見当識障害などの「中核症状」については、脳の局在機能の欠落という〈説明〉によって理解されるべきである。しかし、抑うつ、興奮、妄想などの「随伴症状」については、中核症状に対する心理的反応として理解すべきだとされており、心理的反応としての理解とはすなわち〈了解〉なのである。

ここで注意すべきこととして、この場合は、内因性疾患のように心理的な〈了解〉がゆきづまったから病理的な〈説明〉に頼るというのではなく、まず脳の病理による中核症状の〈説明〉がなされたうえで、そのような欠落的な条件における人間の心理について、〈了解〉がなされるのである。

これは形式的には、身体機能の欠落という条件をもった身体障害者に対する理解と同じである。

しかしながら、精神機能の欠落はそれ自体が〈了解〉を難しくする点が身体機能の欠落と異なる。すなわち、身体が不自由であることがその人の精神にどのような影響を及ぼすかについてはかなりの程度まで想像ができるが、それに対して精神が不自由である場合、精神の不自由さがその不自由な精神自体にどう影響を及ぼすかは想像しにくいのである。言い換えれば、〈了解〉が可能であるためには、相手の感受性が十分正常に保たれていなければならないのである。

さらに、認知症は進行性疾患であるということが、〈了解〉との関係を独特なものにしている。すなわち、〈了解不能〉な病的過程であるところの疾患の進行とともに〈了解可能性〉がしだいに低下してゆく。それに対して、家族など周囲の人たちは、発症以前の本人についてのイメージをもち続け、それをもとにして患者の状態を〈了解〉しようとするため、しだいに患者の実態とのずれが大きくなってゆく。

介護者など患者に直接かかわる人たちは、このずれがある限度を超えるどこかの時点で〈了解〉をあきらめて、〈説明〉に頼るようになる。それはすなわち「もはやもとのあの人ではない」として、患者の人格を尊重できなくなる限度なのである。

発達障害と〈了解〉

発達障害は生来的な脳の障害として定義されているので、発達障害をもっているということは、たとえそのことによって一部の能力が健常者よりも優れていたとしても、基本的には精神機能の欠落を抱えているということである。

近年、自閉症スペクトラム障害（ＡＳＤ）、ＡＤＨＤ、学習障害などの発達障害の早期診断がさかんに行われている。発達障害のために困難を抱えている子どもを早く発見して援助しようというわけである。しかし、子どものもつ困難を発達障害のためだと判断することは、その子どもの精神がある欠落をもったものだと見なすことであり、そこで〈了解〉の道は断たれることになる。

もちろん〈了解〉がつねに望ましいというわけではない。発達障害の場合はむしろ、誤った〈了解〉は「わがままだ」「努力が足りない」などの主観的判断、いわゆる「精神論」を招き、子どもにとって残酷な結果になるので、かえってないほうがよいとされる。

ところで、わが子に発達障害があるのではないかと心配して児童精神科を訪れる母親の気持ちはどのようなものだろうか？　一般に母親の乳幼児に対する態度は、相手の気持ちをできる限り正確に推し量ろうとする〈了解〉的態度の最たるものである。そしてそうであるならば、その母親にすら了解できない子どもの気持ちを、他人である児童精神科医が了解できるはずがない。したがって、児童精神科医は〈了解〉という方法を使う必要がなく、いきなり行動についての〈説明〉から始める。そしてその〈説明〉に納得した母親も、以後は〈了解〉の努力をせず、〈説明〉的態度で子どもに接するようになる。

このように、子どもの成長過程における困難についての「科学的説明」の支配が強まっている。

しかし、子どもの困難について科学的に説明できたからといって、必ずしも科学的に解決できるわけではない。しかし子どもというものは、われわれが手をこまねいている間もどんどん成長するものであるから、医療と同時に教育がどうしても必要である。そして教育には、それが誤った〈了解〉に基づいたものだとしても、「精神論」もやはり大切なのではないだろうか?

自閉症スペクトラム障害と〈了解〉

自閉症スペクトラム障害、そのなかでもとくにアスペルガー症候群については、かつての「シゾイド」(統合失調質パーソナリティ障害)と大幅に重なっているものと考えられる。しかし、シゾイドが性格偏倚の一種として〈了解〉によって捉えられていたのに対して、アスペルガー症候群は種々の認知機能の欠落という〈説明〉によって捉えられているため、より共感的でない、ある意味で差別的な扱われ方をしている。

近年、ASDの当事者たちが「自分たちは周りの世界をこんなふうに感じている」という内容の本を書いて出版(あるいはインターネットで発信)し、それらが広く読まれている。それらの本のなかでは、周りの人たちだけでなく、患者本人までもが「ASD患者は宇宙人のようなもので、普通の人とは住んでいる世界が違う」と主張している。しかし、本当に別の天体からきた宇宙人なら、われわれとの間にはいかなるコミュニケーションも成り立つはずがないだろう。本を書いてなにかを伝えることができるのは、実際にはそうではないからではないか。「別の世界に住んでいる」と言いながら読者に共感的理解を求めるのは矛盾しているのである。

それでは、われわれがそれらのASD当事者の体験世界の表現を読んで「なるほど、そういうことだったのか」と納得するのは、いったいどういうことなのだろうか？　この理解は〈了解〉なのか、それとも〈説明〉なのか。先に述べたように、感受性が正常でない相手については〈了解〉することができない。したがって、自分の感受性が普通の人とは異なることをみずから〈説明〉する当事者についての理解は、真の〈了解〉ではなく、〈かのような了解〉にならざるをえないのである。

ＰＴＳＤと〈了解〉

ＰＴＳＤはトラウマ・ストレス関連障害、すなわち心因性疾患であるから、当然「精神的なものから精神的なものが出てくる」という形で〈了解可能〉だと思われるだろう。しかし実際には、この疾患と〈了解〉の関係は単純ではない。

まず、ＰＴＳＤの原因となるトラウマは、普通の人が経験したことがないほど強烈なストレスによって生じるものなので、治療者には追体験できず、〈発生的了解〉が困難なのである。

また、侵入症状、麻痺症状などのＰＴＳＤ症状についても、健常者にもある程度までは想像できるとはいえ、完全に了解できるかどうかには疑問がある。

ＰＴＳＤは明らかに心因性疾患であるにもかかわらず、その病因と症状の両方について〈了解〉が困難であるのはなぜなのか。それは、この疾患が正常心理のまさに限界に位置しているからだと考えられる。すなわち、診断する医者の〈心的容量〉を超えた強烈なストレスが原因となって、正常な心理的反応が最大限に発揮されている状態であるため、原理的には〈了解可能〉なのだが、実際には医者側の〈了解〉の能力を超えているために了解できないということだろう。

以上、〈了解〉概念の各精神疾患に対するさまざまなかかわり方をみてきた。〈了解〉は意識されなければ、日常臨床でたえず使っている当たり前の方法にすぎない。しかし、それをとことん意識することで、各疾患に対する理解がぐっと深まるのである。

6 わからなくてよいこと
――〈了解〉と規範性

ないほうがよい経験

第3章で「了解の能力」について論じ、「了解する側である精神科医は了解される側である患者より〈心的容量〉が大きくなければならない」と述べた。この条件から当然、精神科医は少なくとも平均的な人よりは〈心的容量〉が大きくなければならないことになる。言い換えれば、「精神科医は、さまざまな知識や経験や感性をもった患者についての〈了解〉を可能にするために、できる限り知見を広め、教養を深めなければならない」ということである。

ヤスパースが本当にそんなことを言っているのか、疑う人もいるかもしれない。たしかに『精神病理学総論』のなかにはこのようなあからさまな表現はないが、たとえば次のような記述がある。「なにを了解できるか、いかに了解できるかということは、その人の人間的な水準の問題である」（邦訳中巻二二一頁）。

ここで言われている「人間的な水準」とは具体的にはどういうものか。ヤスパースの説明は以下のようである。われわれの〈了解〉の領域は、プラトン、アリストテレスなどの古代哲学や、シェークスピア、ゲーテなどの古典文学、またキェルケゴールやニーチェによって開拓されてきたのであり、〈了解〉を用いる者はこれらの先人によって達成された〈了解〉の領域をわがものとするよう努力しなければならない。すなわち、「人間的な水準」とは教養の広さと深さによって、言い換えれば間接的な経験の豊かさによって高まるものなのである。

それでは、精神科医が「了解の能力」を高めるためには、知識と経験が広ければ広いほどよいのだろうか？　ヤスパースがどう答えるかはわからないが、そういうわけではないと私は考える。というのは、世の中には知らないほうがよい知識、ないほうがよい経験というものもあるように思われるからだ。ヤスパースが推奨する古典の教養が精神の滋養になるのに対して、こちらはいわば精神の毒になるような経験である。

それはどんな経験かというと、その経験をすることによって、その人の精神におけるその経験についての判断基準が大きく変わってしまったり、不安定になってしまうような、そんな性質をもった経験である。具体的には、依存性薬物の使用がそうであり、また宗教的信仰もそういう性質をもっている。

精神科医が〈了解〉という方法を用いる時、自分のこころに照らして患者のこころを判断している。これはすなわち、自分のなかにある判断基準を規範として相手の精神状態を判断しているということである。それなのに、医者がある時にこういう種類の経験をして、そのために、突然その経験についての判断基準が大きく変わってしまうと、規範として成り立たなくなってしまうのである。これは〈了解〉という方法の根本を揺るがせる問題である。

宗教的信仰と〈了解〉

まず宗教的信仰についてみてみよう。

宗教的信仰は特定の世界観を伴い、人生のいっさいの価値基準となる。また、宗教的信仰はこころの苦しみを救おうとするものであり、精神医学と目的が重なっている。そのため、精神科医が特定の信仰をもち始めると、自分の医療行為をその信仰と無関係に行うことができなくなる。その信仰が、医者と患者を含む共同体に共有されているものであれば問題はないが、現代日本のような無宗教的・世俗的な社会では、そういう関係は稀にしか成り立たない。大多数の患者にとって、信仰をもつ医者のその信仰に基づく治療は奇妙で逸脱したものと受けとられる。信仰をもつ医者自身の主観においては、現代精神医学の標準的な価値基準よりも、さらに基本的で正統的な価値基準に従って医療行為を行おうとしているのだが、それが客観的には少数派的・逸脱的とみられ、規範としては受け入れられにくいのである。

そして、大多数の患者から規範と受け入れられないような基準を用いるという点において、その基準がいかにすばらしいものであったとしても、特定の信仰を精神科臨床に持ち込むことは誤っているのである。さらに、いったん信仰をもち始めてしまったら、その誤りを犯すことを避けられないのだから、信仰という経験は精神科医にとってはないほうがよい経験なのである。

睡眠薬依存の医者

次に薬物依存症についてみてゆこう。

麻薬や覚醒剤のような依存性薬物の使用は各国の法律で禁じられているので、一般人はそういう薬物を使用した経験がない。したがって、そういう薬物を使用し続けたために依存症になってしまった人の精神状態については、一般人は共感できない。

一度薬物依存症になってしまった人は、そのために何度逮捕されて処罰され、治療を受けても、また薬物を使用してしまうことが多い。そのような患者の姿をみて、一般人は「どうして懲りないのだろう」などと言って非難するが、それは言葉面ほどには共感的な態度で言っていることではない。むしろ、「薬物はなんて恐ろしいのだろう」という恐怖、あるいは「自分はあんな馬鹿なことはしない」という軽蔑の感情によって、一般人は患者と自分の心理的距離を広げようとする。
それに対して精神科医は、「薬物というものは本当に恐ろしいもので、やめたいと思ってもなかなかやめられないのです」などと言って、一般人に対して患者への共感を求めることが多い。しかし、それは医者の社会的役割として言っていることであって、実は医者自身も患者の精神状態に共感できているわけではない。たんに依存性薬物というのはそういうものだという〈説明〉的な知識を披露しているのにすぎない。

言うまでもなく、薬物を使用したいという気持ちのもとには使用時の快感がある。それもほかの方法によっては得られないような、特別な種類の快感である。薬物依存症に陥るのは、なんらかのきっかけで、この特別な快感を知り、その虜になってしまうからである。ところがその快感を一般人も医者も知らない。したがって、彼らには依存症患者の気持ちが根本的にわからないのである。

アルコール依存症や薬物依存症の治療には自助グループがとくに有効だとされている。その理由として、家族を含む患者の周囲の一般人や医者・医療関係者の多くはアルコール・薬物依存の経験をもっておらず、患者の気持ちについて〈了解〉ができないので、経験者同士で了解し合うしかないということが大きいだろう。そして、そのほかのさまざまな依存症ないし嗜癖についても、同じ理由で自助グループが有効であると期待される。

薬物依存症のなかでも、麻薬や覚醒剤に比べてずっと多いのが、睡眠薬に対する依存症である。

睡眠薬もやはり法律で規制されてはいるのだが、それでも依存症患者の数が多いのは、違法に入手したものだけでなく、医者が処方した睡眠薬に対して依存症に陥っている人も多いからである。現代の精神科医は、みずからの処方によって大量の睡眠薬依存症患者を作り出しながら、そのことを反省しない。それどころか、医者自身が睡眠薬を使用し、依存症に陥っていることが珍しくないのである。

だから、多くの精神科医が、何種類かの睡眠薬について、患者に対して体験的に説明することができる。たとえば、「フーッと引き込まれるように眠れる」、「朝は気持ちよく起きられるけれど、代わりに昼前までポーッとしている」などと。

こういう薬物の主観的な評価、いわゆる「官能的評価」は、多かれ少なかれ薬を飲むことに対して不安をもっている患者にとって、とても役立つ情報であることは確かである。しかし、ほかの患者による薬の使用感を医者が媒介して患者に伝えるのとは異なり、医者自身が自分の体験を直接患者に伝えることは、患者にある種の当惑を起こさせる。というのは、医者がみずから向精神薬を使用して、自分の精神状態を変化させているという状況は、医者の精神状態を安定したものだと無意識に仮定している患者にとっては、その仮定が揺るがされるために、不安が引き起こされるからである。

そして、なぜ患者が医者の精神状態を安定したものだと仮定しているかといえば、医者が患者の精神状態を判定する際に、医者自身の精神状態を基準にしていることが、暗黙の前提となっているからである。その基準自体が不安定であっては、患者は自分の精神状態についての判定を安心して任せることができないのである。つまり、精神科の臨床においては、医者の精神状態が規範であるということを、医者側だけでなく、患者側でも前提にしているのである。

アルコール病棟の管理者の条件

アルコール依存症は歴史が非常に古く、かつ現代でも患者数が多い疾患である。薬理学的にはアルコールも依存性薬物の一種であり、いったん依存症に陥ってしまえば、その呪縛の強さは麻薬や覚醒剤とほとんど変わらない。しかし、アルコールは比較的依存性が弱く、世界各国の文化に根づいているという点がほかの薬物と大きく異なる。わが国でも、適度な量のアルコール＝酒を嗜むことが文化の一部になっており、酒の味を知っていることは、むしろ普通の大人の常識である。

したがって、アルコール依存症の患者については、薬物依存症の患者と比べれば、一般人に理解されやすい。そこには誤解も多く混じっているのだが、それでもアルコール依存症患者のアルコールに対する渇望は、一般人にもかなりの程度共感されていることは間違いないだろう。

しかし、酒は飲める人と飲めない人がおり、とくに日本人の場合、生得的な分解酵素（アセトアルデヒド脱水素酵素）の多型性による部分もあって、その差が明らかである。当然、精神科医にも酒が飲める人と飲めない人がいるわけだが、アルコール依存症患者を診る医者としては、どちらが適格なのだろうか？

その答えは、診断の場面と治療の場面で異なる。診断の場面では、酒が飲める医者は〈了解〉の基準が甘くなるので、厳密に判断するには飲めない医者のほうが適している。しかし、治療の場面になると、飲めない医者はアルコール依存症患者の気持ちがわからないので、同病患者ばかりを集めて治療するアルコール病棟を管理することは困難である。かといって、逆に患者の気持ちが十分にわかるほど酒が好きな医者は、患者に甘くなりすぎる傾向があるので、やはりアルコール病棟の管理者には向いていない。このように適格・不適格の条件が異なるのは、診断にはできる限り客観的な姿勢が求められるが、それに対して治療には、適度に共感的な姿勢が必要とされるからである。

酒が飲める医者と飲めない医者では、アルコール依存症患者についての〈了解〉の程度に明らかな差がある。これを一般化すれば、「ある種の患者については、了解できる医者と了解できない医者がいる」ということになる。統計的にみれば、多数派の医者が了解できる患者と、少数派の医者だけが了解できる患者がいるということである。このことから、〈了解〉には〈了解可能〉と〈了解不能〉の両極の間に、程度の差がなければならないと考えられる。

医者の〈了解〉の基準は精神科臨床における規範であるはずなのに、その規範がこのようにあいまいであってよいのかという疑問が生じるのは当然である。しかし、〈了解〉の基準が医者の知識や経験で決まり、また医者と患者が属している社会の文化を基盤としている以上、ある程度のあいまいさは避けがたいように思われる。

精神病と変態

精神科医にとって、経験があればあるほどよいというわけではない例外的領域の第三のものは、性的嗜好である。

世の中にはさまざまな性的嗜好があり、ある嗜好にのめり込んでいる人もあれば、さまざまな嗜好を広く経験している人もある。そのなかには自己完結していて他人に迷惑をかけないものも多いが、対象としての他人を必要とするものもあり、ときにそれが相手に対する犯罪行為となる場合もある。俗に言う変態行為のことである。

変態行為が癖になるのは、言うまでもなく、快感を伴うためである。それも、やはりほかの方法では得られない種類の快感であり、そのために、身体的危険を伴うこと、あるいは他人に迷惑をかけ、犯罪行為に当たるということがわかっていながら、やめられないのである。これも明らかに嗜癖の枠組みによって捉えられる状態だろう。

精神科医が実際のところ、変態行為をどの程度経験し、実践しているのかについては、データがないのでわからない。しかし、変態行為が嗜癖的性格をもっていることから、医者自身がそのような経験をしてしまうと、薬物依存症の場合と同じように判断基準が変化し、動揺してしまうことは想像にかたくない。

ここで、変態行為について、一つの具体的な事件を材料にして考えてみたい。

二〇一三年八月下旬、未明にマンションの駐輪場で自転車のサドルを盗んだ男が現行犯逮捕された。この男は数ヵ月前から近隣で頻繁に同様の犯行を働いており、前年一二月から地元警察署が捜査していた。逮捕直後の家宅捜索により、二〇〇個以上の盗んだサドルが発見された。この事件は、珍しい「サドルフェチ男」による犯罪として、翌日以降の各局テレビ番組や新聞各紙で面白おかしく報道された。

報道によれば、犯人の男は、子ども用の補助席がついているなど、女性のものと思われる自転車ばかり狙っていた。また、警察署での取り調べにおいて、「自分がサドルを盗むのは、その匂いを嗅いだり舐めたりして性的快楽を得るためだ」と語ったという。世間では「おかしな性嗜好もあったものだ」「文字どおりの変態だ」と滑稽がられ、嘲られた。

ところが、この事件は意外な顚末を辿った。サドルの窃盗自体については、初犯でもあり、不起訴になった。しかし、それだけでは済まず、逆に犯人が地元警察（自治体）と事件を報道したメディア六社を名誉棄損で訴えたのである。この訴えは横浜地裁によって棄却されたが、そこには逮捕当時は報道されなかった重要な事実が含まれていた。それは、犯人が統合失調症をもった精神障害者だったということである。

保護されるべき精神障害者による犯罪なのに、マスメディアが派手に実名報道し、終始面白おかしく扱ったということはたしかに問題かもしれない。あるいは、まずもって逮捕直後にメディア各社にこの事件の情報を流した地元警察に倫理上の問題があるといえるかもしれない。しかし、私がここでこの事件に注目するのは、やはり〈了解〉の問題とのかかわりについてである。

犯人は、自分がサドルの窃盗を犯したのは、報道されたような変態的な性衝動からのことではなく、統合失調症の症状によることだったと主張している。言い換えれば、自分が犯罪行為を行った理由は、報道を鵜呑みにした一般人が了解したようなことではなく、実際は〈了解不能〉なことなのだというのである。犯人は一般人に了解されたことが不満であり、了解してほしくないというわけである。

過去にも多くの事件、とりわけ殺人事件において、逮捕された犯人が実名報道され、犯行動機が個人的怨恨や社会全体に対する不満など、さまざまに推測されたあげくに、実は犯人は統合失調症やアスペルガー症候群をもっていて、犯行動機は〈了解不能〉なものであったと判明したケースがあった。そういう場合には、逮捕直後の報道に基づく〈了解〉的な犯行動機の推測は、まったく的外れであり、無駄であったということになる。センセーショナルな報道に同調して怒っていた一般人たちは、梯子を外されたように、気持ちのもっていきようがなくなって、当惑しながら、事件のことを忘れようとする。あるいは、「精神障害者だからといって罪に問わないのはおかしい」と言って、怒りの方向を刑法上の一般論に転換させる人もいる。

しかし、このサドル窃盗事件は、それらの事件とは趣が異なる。なにしろ、これは事件といっても陰惨な殺人事件ではなく、不起訴になるほど軽微な窃盗事件である。サドルを盗まれた被害者たちはたしかに被害を受けてはいるが、深刻なものではなく、むしろ犯罪行為としての奇妙さ、滑稽さのほうが勝っている。そして、初期の報道によって一般人がもった〈了解〉は、殺人事件の場合のように、「私情に駆られて許されない行為を行った凶悪な人間」という怒りの感情を伴うものではなく、「おかしな変態性欲に駆られて間違ったことをした哀れな奴」という軽蔑と嘲笑の気持ちを伴うものであった。

このような〈了解〉の仕方に、変態行為というものの、一般人の感情世界における独特の位置が浮かび上がっているように思われる。

「変態」というカテゴリー

変態行為とはいったいなんなのだろうか?

歴史的事実としては、「変態」という言葉は、元来は性的な逸脱行動だけを意味するものではなかった。明治・大正時代には現在の「異常心理学」のことを「変態心理学」と呼んでおり、あらゆる心理的異常を「変態」と形容していた。ところが、大正二（一九一三）年に翻訳出版されたクラフト゠エビングの『変態性欲心理』（原著は一八八六年出版）が広く読まれたことによって、「変態」といえば「変態性欲者」を意味するようになったらしい。

いずれにしても、「変態」とは異常を意味し、「変態行為」とは正常な人間が行わない行為を意味する。そうであれば、変態行為は〈了解不能〉であるはずではないだろうか。ところが、そうではないのである。サドル窃盗事件においては、サドルを窃盗した動機が変態行為であるという理解は、十分に〈了解〉的なのであり、そうであるからこそ、犯人は「間違って了解してもらっては困る。本当の動機はあなたたちに了解できるようなものではないのだ」とわざわざ訴え出る必要があったのである。

報道を信じて面白がった一般人たちは、犯人が盗んだサドルから得ていたとされた変態的な快感を想像したはずである。そして、それに対して犯人は、「自分はそこで想像されたような変態的な快感を得てはいなかった。それは調書を作成した警察による想像の産物にすぎない」と主張しているわけである。

事実がどうなのかは、もちろん私にはわからない。しかし、この事件を考察することによって、性的な変態行為については単純に〈了解可能／不能〉と割り切ることができないということが明らかになるように思われる。

世間では、大多数の人が通常行わないような方法で性的快感を得る人に対して「変態」というレッテルが貼られるが、これは完全に〈了解不能〉であるという意味ではない。人が性的快感を得る方法にはかなりのバラエティがあるのであって、大多数の人が通常は行わないとしても、それによって快感が得られることが想像されうるような一連の方法がある。そういう一連の方法が「変態的」と形容されるのであり、これは〈了解〉の範囲内なのである。

そもそも精神医学の素人である警察官や検察官が、変態性欲者の犯罪動機を詳細に聴取し、裁判において説得力を発揮する調書を作成できるのは、変態性欲者の犯罪動機が、異常ではあっても一般人に理解できる、すなわち〈了解可能〉な内容であるからにほかならない。逆に、真に〈了解不能〉な精神障害者の犯行動機については、精神科医による精神鑑定に任されるのである。

人は異常とはいってもなんとなく了解できる範囲のものを「変態」と形容するのであり、真に〈了解不能〉で奇怪な性衝動については、「異常」とは呼んでも、「変態」とは呼ばないのである。そして、この変態行為というものの〈了解〉に対する独特の関係は、精神科臨床にも影響を与えずにおかないはずである。

「実は、私自身も……」

現代では、変態性欲者がその性的嗜好に悩んで精神科を受診するということはほとんどない。しかし、適応障害などほかの疾患で通院している患者が、治療過程のなかで、密かに悩んでいた変態的な性的嗜好について医者に打ち明け、相談するということはありうる。そういう場合、医者はどこまで理解を示すべきだろうか?

かつては病的と見なされた変態的な性的嗜好のうちの多くが、今では個人の好みの問題として社会に許容されている。そのため、現代の精神科医は、ほとんどの変態行為について、「それは好みの問題ですから、他人に迷惑をかけない限り問題はなく、治療の必要もありません」と答えることになっている。

しかし、この返答は、変態行為について「悩む必要はない」という意味であって、それが「異常ではない」という意味ではない。「異常かもしれないが、今の世の中では許容されているから大丈夫だ」ということなのである。逆に、もし医者が「それは異常ではない」と断言するのならば、医者自身がその性的嗜好を十分に了解できなければならないはずである。

もちろん、たまたま患者に相談されたその性的嗜好を医者自身ももっていて、実際に共感できるという場合もあるだろう。そういう場合には、医者は同好の士を見つけた嬉しさから、「実は、私自身も……」とこっそり打ち明けたくなるかもしれない。しかし、医者が患者にそういう告白をしてしまうと、なにか大切なものが失われるように思われる。そこで失われるものとはなんだろうか?

当該の性的嗜好が犯罪的なものである場合、医者が自分もそれをもっていると打ち明けたとたん、その患者と共犯関係に陥るので、それはもちろんまずいことである。しかし、ここで私が言いたいのは、そういうことではない。また、性的嗜好というのは極度に私的、プライベートなことであるから、公的であるべき治療関係にそういう私的な話題を持ち込むことがそもそもまずいという見方もあるだろう。しかし、私が言いたいのは、そういうことでもない。

私がここで指摘したいのは、医者と患者が変態的嗜好を共有することによって、医者の規範性が失われてしまうということなのである。

医者が実際に患者に対して「実は、私自身も……」と打ち明ければ、睡眠薬依存の場合と同じように、患者は医者に仲間としての親しみを感じる反面、規範性を感じられなくなり、相談しがいを失ってしまうだろう。また、たとえ実際に口には出さず、医者自身の変態行為について患者に知られることがなかったとしても、医者の気持ちのなかで、患者に対して仲間意識が生じているならば、それだけで〈了解〉の基準は大きく動揺しており、規範性は失効しているのである。

このようなわけで、〈了解〉の基準を維持し、規範性を保持するために、医者は変態行為についてはあまり理解を深めるべきではないし、理解を深めてしまわないように、その種の行為をそもそも経験すべきではないと考えられる。

〈了解〉を道具とする精神科医は、自分の精神を規範として他人の精神状態を判断する。それは自分の知識と経験の範囲だけで〈正常／異常〉を判断することを意味しているが、だからといって、必ずしも独断的・独善的な態度を意味するわけではない。なぜなら、〈正常／異常〉の判断を支える規範性は、医者側だけで成り立つものではなく、患者が医者のもっている基準を尊重し、自分にとっての規範と認めることで初めて成立するものだからである。

医者は規範性を保つために、患者に信頼され、尊重されなければならない。そのためには、あまりにいろいろな経験がありすぎて、物わかりがよすぎるのもかえってよくないのである。

7 〈内因〉の意味するもの

内因はわからない

精神医学用語のなかでも、〈了解〉とともにわかりにくいとよくいわれるのが〈内因〉の概念である。

〈了解〉とはある種のわかり方のことであるから、〈了解〉がわかるというのは、わかり方がわかるということである。ところが、〈内因〉というのは〈了解不能〉なものなのだから、〈了解〉というわかり方がやっとわかっても、そのわかり方によってはわからないものが〈内因〉だということなのだ。こんなややこしい定義では、わかるはずがないと思われても無理はないだろう。

しかし、〈内因〉の概念は、もともとは〈了解〉とは関係がない。〈内因性〉と〈外因性〉という対概念は、元来は精神医学とも心理学とも関係のない病理学的概念である。〈外因性〉が「ほかの疾患や損傷など、その疾患以外の原因がある」ことを意味するのに対して、〈内因性〉とは「その疾患自体が原因である」ことを意味する。すなわち、ある疾患についての〈内因性〉と〈外因性〉の区別は、〈一次性〉ないし〈原発性〉と〈二次性〉との区別のことなのである。この区別は、医学のほかの分野では〈特発性〉と〈症候性〉という対概念で表されていることが多い。

こういう事情なので、〈内因〉はもともと人間の内面、こころとは関係がない。二〇世紀の精神医学においては、〈内因性〉と〈外因性〉の区別に加えて〈心因性〉というカテゴリーを加えた三原因論が主流となったが、そこでは、〈心因〉は〈内因〉から分かれたものではなく、〈外因〉から分かれたものだったのである。なぜならば、ある精神疾患が心的原因によって起こるということは、その疾患自体が原因ではないということであるから、心的原因は外的原因だということになるからである。外的原因を物質的原因と心的原因に分けて、前者を〈外因〉、後者を〈心因〉としたのである。

しかし、そうはいっても、「その疾患自体が原因である」とはどういう意味なのか。内因性疾患という存在は、それによって脅かされるところの生命そのものと同じレベルにある実体だとでもいうのだろうか？

いや、〈内因性〉というのは、もともとはそのような形而上学的な概念ではなかった。〈内因性〉あるいは〈特発性〉の疾患とは、それがたしかに疾患であるにもかかわらず、物質的原因も心的原因も見出せない場合に、「その疾患自体が原因だと言うしかない」というだけの、苦し紛れの消極的な概念だったのである。

もちろん、生命現象の分子機構が解明され始めた二〇世紀後半以降は、身体医学の各分野における〈特発性〉疾患（特発性紫斑病、特発性心筋症、特発性てんかんなど）の物質的原因が次々に特定されつつある。それによって、〈特発性〉という語がまとっていた「原因不明」という消極的な意味合いは薄れ、「なんらかの遺伝子異常による疾患」という新しい意味合いを帯び始めている。

しかしながら、〈内因性〉の精神疾患については、現在でもそのような状況にはなっていない。たしかに統合失調症や躁うつ病（双極性障害）にも多くの遺伝子異常が関与していることが証明されてきてはいるが、そのうちのどれ一つとして「原因」と見なされるほどに大きな影響力をもっていない。端的に言えば、〈内因性〉の精神疾患は今も「原因不明」なのである。

したがって、精神医学における〈内因性〉の語は今も「原因不明」という意味合いを強くもっている。〈内因性〉の疾患とは「原因のわからない疾患」なのだから、〈内因〉とは「正体のわからない原因」ということになる。結局のところ、〈内因〉とはなんなのか、やはりわからないのである。

不可逆的進行と機械的反復

 積極的な定義ができないにもかかわらず、〈内因性〉という概念は精神医学の歴史のなかで、長く大切にされてきた。その理由は、とりもなおさず、精神医学にとって最も重要な疾患が内因性疾患だったからである。

 二〇世紀の初めにクレペリンによって統合失調症と躁うつ病という二大疾患に整理された内因性精神疾患は、ヒステリーや強迫症のような心因性疾患でもなければ、脳炎や認知症のような外因性疾患でもなく、今のところ原因不明だという意味において、消極的なカテゴリーとして作られた。

 ところが、内因性疾患の臨床的な重要性は、心因性疾患や外因性疾患よりもむしろ高かった。そのため、多くの精神科医が臨床における悪戦苦闘のなかで、「内因性疾患とはいったいなんなのか」と問い続けることになった。そういう歴史のなかで、〈内因性〉という元来消極的な概念がさまざまに捉え直され、再構成されることになったのである。

 「原因不明」で「それ自体が原因だと言うしかない」ような疾患をどのように捉えればよいのか？　どうすればそれらの疾患について、合理的な分類ができるのか？　患者ごとにさまざまな組み合わせで現れている個々の症状をどのように分けても、そこにいくつかの疾患が実在するというたしかな根拠にはならない。しかも症状は時期によって入れ替わる場合があるため、個々の患者を十分に特徴づけることができない。それでは、これらの患者に必要最小限の分類を与えることのできるたしかな根拠となるのはなんだろうか？　そこでクレペリンが選んだ分類の基準こそが経過型だったのである。

内因性精神疾患の経過型は、クレペリンによって二つだけに分けられた。すなわち、長い経過のなかで、回復することなく進行し続け、しだいにあらゆる心的能力が失われていくタイプと、良い時と悪い時を繰り返し、完治するということはないけれども、何年経っても心的能力は低下しないタイプである。この二つのタイプが、長い経過のなかで徐々に姿を現してくる二つの実在する疾患と見なされ、前者が早発性痴呆（統合失調症）、後者が躁うつ病と名づけられた。つまり、疾患というものは時間軸上の経過型として把握されるというのが、クレペリンの考えである。

統合失調症と躁うつ病は、前者が思考・知性の障害であるのに対して、後者が感情・気分の障害であること、また病前性格において、前者が孤立的であるのに対して後者が社交的であることなど、さまざまな点で対照的である。しかし、これらの特徴は、内因性疾患を二つに分けた後で、事後的に確認されるものにすぎない。最初に二つの疾患を分けるのは、障害される心的機能でも、病前性格でもなく、あくまでも経過なのである。

さらに、経過という時間軸上の性質によって疾患を特徴づけようとすれば、クレペリンが行ったように、不可逆的に進行する型と周期的に反復する型に分けるやり方以外にはありえないように思われる。なぜなら、これら以外の経過型を考えてみても、すべてこれら二型に吸収されてしまうからである。たとえば、進行が途中で止まってしまうという場合は、進行する型の不全型として理解されうるし、発作を繰り返す場合は、反復する型のなかで極端に病相の持続が短いものと見なしうるのである。

さて、クレペリンによる内因性疾患の二大別（ディコトミー）を、ヤスパースの〈了解〉の観点からみるとどうなるだろうか。それは〈了解〉との関係からも正当化されるのだろうか？

まず、横断的な〈静的了解〉については、統合失調症には〈静的了解〉ができない幻覚・妄想などのさまざまな症状があるが、躁うつ病にはそのような症状はないので、両疾患で異なっている。しかし、縦断的な〈発生的了解〉については、統合失調症における幻覚・妄想の発症も了解できないし、躁うつ病における気分の変動も了解できないという意味で同じである。

どちらの疾患の発症も〈発生的了解〉ができないという意味で同じではあるが、内容はまったく異なっている。すなわち、統合失調症は〈病的過程〉と呼ばれる不可逆的な過程として発症するのに対して、躁うつ病は周期的に繰り返す病相として発症する。〈発生的了解〉を試みる医者が患者のなかに見出すのは、統合失調症においては、周囲からの影響を受けずに、独自にゆっくりと進行している過程であり、躁うつ病においては、やはり周囲からの影響を受けずに、独自の周期をもって反復する病相なのである。

どちらも了解できないのは同じなのだが、了解できない理由が違う。統合失調症においては、患者のこころのなかでなにか普通ではない事態がすでに始まっており、それが徐々にはっきりと姿を現してくることが感じられる。それに対して躁うつ病においては、患者のこころに起きる事象は、程度は強すぎるにしても、質的には普通の事象なのだが、その起こり方が普通ではない。すなわち、まるで機械のように、何度も何度も同じ事象が繰り返し出現するのである。

以上のように、クレペリンによる内因性精神疾患の二大別を〈了解〉の観点から見直してみると、二大疾患の〈了解不能性〉が、それぞれ不可逆性と反復性という時間軸上の展開の二つの型として現れていることがわかる。そして、不可逆性と反復性とは、「不治の病」が取りうるただ二つの経過型にほかならない。

このようにして、統合失調症と躁うつ病という二大疾患は、われわれの前に立ちはだかる正体不明かつ不治の病として、ある意味で必然的に現れてくるのである。

テレンバッハの〈エンドン〉

うつ病概念の拡散が精神病理学者たちを悩ませるようになってすでに久しい。現代社会において増加し続けている「うつ病」患者の大多数は心因性うつ病であり、古典的な内因性うつ病は増えていないのではないかといわれる。この問題を考える際に、内因性うつ病の概念を確立した人として決まって言及されるのがフーベルトゥス・テレンバッハ（一九一四―一九九四）である。

テレンバッハはその主著『メランコリー』(初版一九六一年)において、内因性うつ病＝メランコリーを発症する人に共通した人格構造としての「メランコリー親和型(ティプス・メランコリクス)」を提示した。「真面目で誠実、他者配慮的、几帳面、過度に良心的、融通が利かない」というようにまとめられた性格・気質としての「メランコリー親和型」は、わが国の精神医学に輸入されるや、非常に重視されるようになった。それだけでなく、論理の逆転が起こり、「メランコリー親和型」の病前性格をもたないうつ病患者は内因性うつ病＝メランコリーではないと判断されるようにさえなった。

テレンバッハ自身の「メランコリー親和型」についての説明は、ハイデガーの「現存在」「被投性」などの概念が用いられた難解晦渋なものである。それもそのはず、テレンバッハは精神科医になる前にハイデガーの指導のもとで哲学の学位を取得しているのである。ハイデガー流に、そもそもシンプルに明快に書くということを目指していないようにみえる。

しかし、要するに以下のような説だと思われる。患者が生まれつき遺伝素因としてもっている「メランコリー親和型」という人格構造が、周りの社会的環境との関係で起こってくる出来事を独特な仕方で認知し、取り込んでゆくために、しだいに自分で自分を解決しようがない葛藤状況に追い込んでしまい、追い詰められて絶望した結果としてメランコリーを発症する。そして、そのような葛藤状況の二つの側面が、自分で作った枠組みに自分が取り囲まれて身動きできなくなることを表す「封入性(インクルデンツ)」と、自分で自分に課した義務や責任を果たすことができず、罪の意識に苛まれることを表す「負い目性（レマネンツ）」である。

テレンバッハは、ハイデガー的・形而上学的な思考によって、〈内因性〉という形容詞の語幹である〈内因＝エンドン〉を取り出して、「それ自体が原因である」ものとして実体化した。そして、その〈エンドン〉のふるまいとして概念化された「エンドン指向性（エンドトロピー）」と「エンドン変動（エンドキネーシス）」によって、メランコリーの発病メカニズムを説明した。さらには「エンドン学（エンドロギー）」という新しい研究領域を提案することまでしている。しかし、この〈エンドン〉は、クレペリンの〈内因〉とはかなり異なったものだといわざるをえないのである。

『メランコリー』の冒頭では、〈内因〉の概念についての根本的で包括的な考察が行われており、そこで〈内因性〉を特徴づける要素が六つ挙げられている。それらは、リズム性の変化、運動性の変化、変化の全面性、成熟との結びつき、可逆性、そして遺伝的素因である。テレンバッハは、これらの要素がすべて根源的な生命事象、言い換えれば自然（ピュシス、ナトゥーア）に属するものであり、われわれの意志によって左右できないものであることを強調している。すなわち、内因性疾患は基本的に心因とは無関係で、むしろ生物学的・身体的な次元のものだということである。

ところが、ある意味では驚くべきことに、六つの要素の一つに挙げられている可逆性について、次のように述べている。気分障害の病相が後遺症を残さずに治癒するという意味で可逆的なものであることはもちろんのことだが、それだけでなく、統合失調症もまた可逆的な病態だというのである。テレンバッハは、伝統的に「終末状態」と呼ばれてきたような、いわゆる欠陥状態からさえ回復する例があることを指摘し、器質性の認知症との違いを強調している。

このように、テレンバッハは、〈内因〉を自律的に進行する不可逆的な〈病的過程〉や、機械のように周期的に反復する病相とは見なさず、人間の認知や行動に相関して変化する可逆的な原因だと考えている。〈エンドン〉とは、ある生まれつきの傾きをもった人間精神が、その環境を巻き込んで展開する様子を実体化した概念なのである。

中井久夫の寛解過程論

統合失調症の病態理論としては、中井久夫が一九七〇年代に提起した統合失調症の寛解過程論（回復過程論）が有名であり、わが国の精神医療に長く大きな影響力をもってきた。

統合失調症の急性発症過程については、コンラートが『分裂病のはじまり』（初版一九五八年）においてくわしく記述した。彼の提唱した「トレマ期」「アポフェニー期」「アポカリプス期」という急性幻覚妄想状態の顕在化に至る段階の記述は、かなり普遍性のあるモデルとして、現代の臨床家たちにも頻繁に参照されている。

しかし、急性状態が終息した後の経過については、コンラートもほかの研究者たちも、あまり積極的に記述していなかった。それというのも、統合失調症がもともと慢性進行性疾患として定義されている以上、発症後の経過については、ひたすら増悪し続けた後、ある時点で進行が止まって慢性化するだけだと考えられていたからである。急性状態の終息後には、いわゆる残遺状態ないし欠陥状態が残されるだけだというわけである。

それに対して中井は、統合失調症において急性状態が終息した後、ある程度の時間を経て、回復過程が出現してくるということを提起した。そして、その回復過程を「臨界期」「寛解期前期」「寛解期後期」に分け、ほかの誰もなしえなかったような繊細な観察と、的確でときに詩的な比喩を用いた記述をし、さらにアイデアに満ちた種々の対処を提案したのだった。

中井の理論は、精神科病院で働く多くの精神科医と看護師などの医療従事者に感銘を与え、長期入院している多数の慢性統合失調症患者の診療を、緩徐に進行してゆく〈病的過程〉をただ傍観しているしかないという消極的・受動的な仕事から、わずかな回復への兆候を見逃さずにすくい出し、丁寧に対処してゆくという積極的・能動的な仕事に変えた。

一般に慢性統合失調症患者は幻覚・妄想・思考障害および自閉傾向のために、みずからの状態をうまく表現することができない。したがって、患者の状態のわずかな変化を捉えるためには、言語的コミュニケーションに頼ることはできず、非言語的表現や身体症状に注意する必要がある。実際、中井の寛解過程論では、描画法などの非言語的な心理表現が重視されているだけでなく、身体症状にかなりの重点がおかれている。まるで統合失調症を身体疾患と考えているかのようである。

　中井自身は彼の寛解過程論のモデルになったのは結核の経過だったと述べている。結核という病気は、二〇世紀半ばに抗結核薬が発明されるまで、不治の病として、その経過がくわしく観察・記述された時期があった。結核菌は人の吸気から体内に入り、まず呼吸器を蝕むが、さらに全身のリンパ節や皮膚、骨、腎臓など、さまざまな臓器を次々に侵してゆく。この長く複雑な経過は、結核菌の感染力だけによっては説明できず、菌に感染された患者の身体の側の抵抗力、具体的には免疫系の活動を考慮に入れなければ理解できない。各臓器にできた結核性病理は、喩えていえば、菌と免疫系の長く激しい戦いのなかで、戦線が果てしなく拡大した結果、全身のあちらこちらにできた戦場や廃墟なのである。

　統合失調症については、もちろん結核のような明確に確認できる病理所見はない。しかし、病理所見がなくても、臨床症状のレベルでは同じように考えられるのではないかと中井は考えた。すなわち、統合失調症の経過にも、結核における菌の感染力に当たる疾患自体の力だけでなく、患者の身体の側の抵抗力も効いているのではないかということである。

　クレペリンの〈病的過程〉が疾患自体の力による不可逆的な進行しか考えていない「一力一方向モデル」であるのに対して、中井は発病力と抵抗力があいまって疾患の経過を形成すると考える「二力二方向モデル」を採ったのである。

　寛解過程論が統合失調症を身体疾患のように扱っているというのは、統合失調症の正体は内分泌疾患や自己免疫疾患のような全身性の身体疾患だと考えているという意味ではない。そうではなく、統合失調症という病態を、強烈なストレスに対処するために生体が発動する防御メカニズムの一種だと見なしているのである。

防御メカニズムだということは、当然可逆的なのであり、不可逆過程としての〈病的過程〉とはまったく異なる考え方である。しかし、このメカニズムは〈病的過程〉と必ずしも矛盾せず、両立する。すなわち、〈病的過程〉が生体に強いストレスをもたらし、それに対して生体が対処し、能動的に抵抗する。そうして、疾患の病態は〈病的過程〉とそれに対する生体の抵抗の組み合わせとして成り立っていると考えるのである。

中井の寛解過程論は、精神病理学理論としての完成度よりも、むしろ臨床現場の医療者たちに希望を与え、統合失調症の治療についての多くの手がかりをもたらした点にこそ功績があるように思われる。寛解過程論を知っているのと知らないのとでは、医者も看護師も臨床の丁寧さが格段に違ってくるため、知っているほうが治療成績がよくなるということは疑いえない。

しかしながら、その実際的効用については不明である。というのは、この理論が慢性統合失調症患者の何割に当てはまり、患者が見せる回復過程の兆候について、特定の対処をすれば何パーセントが反応するのか、実数が明らかでないからである。

中井は『分裂病と人類』において、「微分回路的認知」と「積分回路的認知」という対概念を提唱している。電圧のわずかな変化に敏感に反応して出力する微分回路のように、周囲のわずかな変化や兆候に敏感に反応するのが統合失調症患者やその親和者の特徴であり、それに対して、電流がある程度の時間流れ、電圧が十分に蓄積して初めて出力する積分回路のように、長い時間をかけた周囲の人々や環境への適応に優れているのが躁うつ病患者やその親和者の特徴だというのである。

そして、本人がどう考えているかはわからないが、私のみるところ、中井自身が「微分回路的認知」の持ち主なのである。それだからこそ、ほかの誰も気づかないような患者のわずかな変化に気づくことができるのだろう。実際、中井は特異な能力をもった超人的な治療家と見なされており、信奉者にとってはカリスマとなっている。

しかしながら、もし寛解過程論が普遍的な真理であるならば、それは凡人にも検証と再現が可能なはずであり、またそれがなされなければならない。したがって、寛解過程論の真理性の証明は、その追随者たちが、どこまで中井の特異能力に追いつくことができるかにかかっているように思われる。

治療的楽観論の構築

テレンバッハと中井久夫の二人は、どちらもわが国の精神医療に多大な影響を与えてきた研究者ではあるが、学問的背景もスタンスも、また主な研究対象にしている疾患も互いに異なっている。しかしながら、二人の理論には、内因性疾患を可逆的な病態と見なしているという共通点がある。これは、言うまでもなく、治療に関する楽観論（治療的楽観論）につながる特徴である。

自律的に進行する不可逆的な〈病的過程〉と、機械のように周期的に反復する病相のいずれかというクレペリン的な〈内因〉観は、どうしても治療に関しては悲観論に傾く。テレンバッハや中井の理論は、この治療的悲観論に抗して楽観論を構築する努力だとみることもできるのである。「わからないもの」としての〈内因〉は、誰にとっても手強いものには違いない。しかし、それに対する研究者の態度は、「実体がなく、掴まえようがないので、どうすることもできないもの」だと見なしてあきらめてしまうか、それとも「実体がないのだから、それはある種の状態なのであって、どうにかして解きほぐすことができるはずだ」と考えて、その攻略法を試行錯誤し続けるかという二つの反対の方向に分かれる。

そこには研究者自身の世界観が反映され、研究者ごとに異なる〈内因〉観が表現される。その意味で、〈内因〉とは、研究者自身の内面に由来する「内なる原因」であるといえるかもしれない。

8　病因を掘り下げる
——精神科診断における〈層の規則〉

病の深さ

〈内因〉については、研究者によってその捉え方が大きく異なっている。しかし、それは学問として無責任なことではないか。内因性疾患というのは、結局のところ、正体のわからない病をそう呼んでいるだけで、実際にはなにも意味していないのではないのか？　だからこそ、研究者ごとに解釈がバラバラなのではないか。そういう疑念をもつ人もいるだろう。

内因性疾患についての一つの捉え方として、外因性疾患と心因性疾患の間に位置する疾患群だというものがある。これは内因・外因・心因という三原因を「深さ」によって整理する考え方で、最も「浅い」のが心因、やや「深い」のが内因、最も「深い」のが外因だとされる。

〈了解／説明〉との関係からみると、最も「浅い」心因性疾患が〈了解可能〉であるのに対して、内因性疾患と外因性疾患はいずれも〈了解不能〉だが、外因性疾患はその生物学的原因によって説明されうるので〈説明可能〉である。すなわち、「浅い」心因性疾患には〈了解〉の光が届き、「深い」外因性疾患にはそれが届かない代わりに〈説明〉の力が及ぶのだが、中間的な「深さ」にある内因性疾患にはそれらのいずれも届かない。そのために内因性疾患は〈了解不能〉かつ〈説明不能〉なのである。

しかし、この考え方も一種のレトリックにすぎないのではないか。内因性疾患は〈了解〉によっても〈説明〉によっても捉えられないというのなら、「深さ」においても外因性疾患と心因性疾患の中間にあるのではなくて、むしろ最も「深い」闇のなかにある疾患だと言うべきではないのか？

いや、そういうことではない。内因性疾患が「浅い」心因性疾患と「深い」外因性疾患の中間的な「深さ」に位置するという主張には、それなりの根拠があるのである。その根拠となるのが〈層の規則〉と呼ばれる理論である。これはヤスパースが提起した精神疾患の診断における規則を、フーバーがあらためて体系化したものであり、その内容は次のようである。

①不安、強迫症状、身体化などの神経症症状だけがみられれば、とりあえず心因性疾患と診断しておくべきである。

②経過中に気分症状が現れれば、気分障害（躁うつ病）と診断し直すべきである。
③経過中に精神病症状（幻覚・妄想）が出現すれば、統合失調症と診断し直すべきである。
④さらに健忘や失語などの欠落症状（脳の局在的機能の障害による症状）が出現してくれば、外因性疾患（脳器質性疾患）と診断し直すべきである。

すなわち、精神疾患の診断は、さまざまな症状の有無を確認することで、地層を一層ずつ深く掘り下げてゆくように段階的になされるべきだとされる。最も浅い層が心因性疾患で、次に深いのが内因性疾患だが、そのなかでも比較的浅いのが気分障害で、比較的深いのが統合失調症である。そして最も深い層が外因性疾患だとされる。

心因性疾患には神経症症状しか現れないが、内因性疾患には気分症状・精神病症状とともに神経症症状も現れうる。そして、認知症や脳炎などの外因性疾患には、健忘や失語など特有の欠落症状に加えて、神経症症状・気分症状・精神病症状のすべてが現れうる。すなわち、心因性疾患・内因性疾患・外因性疾患の関係は、内因性疾患が心因性疾患の症状を含み、外因性疾患は心因性疾患と内因性疾患のすべての症状を含むという症状の包含関係だというのである。

この理論は、「病の深さ」という臨床的・経験的概念を、症状の包含関係という形で論理的に基礎づける。そして、内因性疾患が心因性疾患と外因性疾患の間に位置するということの実質的意味を提供する。

もっとも、ＭＲＩなどの画像診断が容易に利用できる現代の大学病院などの環境においては、初診でまず器質性要因すなわち外因から除外するという順番になるので、〈層の規則〉が現代の精神科臨床においてそのまま使われているというわけではない。

しかし、重要なのは、この規則が、さまざまな症状が次々に出現するような症例については、利用可能なあらゆる検査を使ってもなんの異常所見も見つからなかったとしても、やはり外因性疾患を疑うべきだという示唆を与えてくれるということである。

診断の「底」

〈層の規則〉の臨床的有用性については、認知症を例にとるのが最もわかりやすいだろう。

これまでに精神科受診歴のない六〇代以上の成人が、強迫症状やパニック症状を発症して精神科を受診した場合、医者はとりあえず神経症と診断し、抗不安薬の投与などで対処する。その患者がその後、抑うつ的となったり強い焦燥を現してきた場合、医者は診断を気分障害に変えて、抗うつ薬や気分安定薬を投与するが、「なんとなくおかしいな」と疑い始める。

さらにその後、その患者に幻覚や妄想が生じてくると、医者は診断を精神病性障害に変えて、抗精神病薬を投与するが、「いよいよおかしい。この患者は認知症ではないか」と考え始める。そしてやがて、当初は欠落症状を示していなかったその患者が、健忘や失語などの欠落症状を現してくる。それを見届けて、初めて医者は「やはり認知症だった」と最終診断を下し、それなりの対処をすることになるのである。

このように、診断は「浅い」心因性疾患からより「深い」内因性疾患を通って最も「深い」外因性疾患へと掘り下げられてゆく。認知症は高齢の精神科患者についての診断の「底」であり、そこで診断過程は終わる。最終診断から見直せば、神経症症状も気分症状も精神病症状も、認知症の「周辺症状（行動心理症状）」だったということになる。

このように、〈層の規則〉はさまざまな症状を呈し、いくつもの診断を受ける可能性がある患者について、一つの診断にまとめあげる論理を提供してくれるのである。

〈層の規則〉に比べると、さまざまな症状の組み合わせによって多くの精神疾患（精神障害）の概念を構成し、ただ横並びに並べているＤＳＭのやり方は、ひどく無秩序で無責任だと感じられる。

無秩序だというのは、ＤＳＭに従えば、多くの種類の精神症状を現している患者には、複数の疾患の診断がつき、それらが無造作に「併存疾患」として並べて記述されるだけだからである。無責任だというのは、外因性疾患の診断については、ＤＳＭは責任をもとうとしないからである。外因性疾患は、ＤＳＭの外側で、なんらかの検査によって診断がつき、いったん診断がつけば脳器質性障害以外の診断は除外する決まりになっている。したがって、ＤＳＭは〈層の規則〉のように、なんら客観的な所見がない場合にも外因性疾患の可能性を示唆するということはないのである。

さらにDSMは、もともと病因論を排除することを目指しているため、伝統的に心因性疾患と見なされてきた諸疾患についても心因を積極的に認めることはしない。

このようにDSMは、心因を排除し、外因については無頓着な態度をとることで、すべての精神疾患を同じ「深さ」に配置している。すなわち、ある意味では、すべての精神疾患を内因性疾患として扱っているのである。

「深掘り」と発達障害

さて、近年診断が激増している発達障害は、心因・内因・外因のうちのどの層に属するのだろうか。自閉症を中心とする発達障害は、近年「神経発達障害」と呼ばれるようになったことにも表れているように、脳器質性障害であることがすでに証明されているかのように扱われることが多い。もしそれが事実であれば、当然最も深い層である外因性疾患だということになる。しかし、実際には、脳器質性障害であることはいまだ十分証明されてはいない。

そうではあるが、〈層の規則〉の観点からみるならば、やはり発達障害は外因性疾患と見なされる。というのは、発達障害にはそれ固有の欠落症状以外に、「二次障害」として神経症症状・気分症状・精神病症状のすべてが伴いうるとされているからである。これは症状の包含関係からみれば、認知症において、健忘や見当識障害などの「中核症状」に加えて、不安や被害妄想などの「周辺症状」が伴うのと同じことである。

それでは、〈層の規則〉に従った診断を高齢患者に適用した場合に、診断がより深い層に降りていった結果、最後に認知症という「底」に当たるように、若年患者に適用した場合には、最後に発達障害という「底」に当たるのだと考えてよいのだろうか？　両疾患の比較について、もう少しくわしく検討してみよう。

小児期に発達障害と診断され、児童精神科医によってフォローアップされてきた患者が、思春期になって不安症状や過換気発作などの神経症症状を発症したり、躁うつの気分変動を発症したり、ストレスに反応して急性幻覚妄想状態を発症したりすることが少なくないことについては、臨床上よく知られている。この場合は、「深い」診断がついたうえでさまざまな「浅い」症状が出てくるのだから、いわば一つの公理からさまざまな定理が出てくるような演繹的な過程であり、論理的な問題はない。

問題があるように思われるのは、小児期に発達障害と診断されたことのない成人が、さまざまな精神症状を発症して精神科を受診し、ある程度の期間治療を受けた後で、初めて主治医から発達障害だという診断を受ける場合である。こちらはいわば帰納的な過程であり、論理的には不備で、恣意性が入る余地がある。

こういう診断を受けるのはたいてい、神経症や気分障害として治療開始したが、それらの症状に対して標準的な治療を行ってもなかなか軽快しないか、あるいは逆にはっきりした理由もなく軽快し、その代わりにまた違う症状を呈することを繰り返すような症例である。すなわち、すっきり治るということがなく、医者に捉えどころがない印象を与えるような患者である。

〈層の規則〉に従えば、神経症症状・気分症状・精神病症状のすべてが次々に出現したならば、まず統合失調症を疑うべきである。実際、以前なら、この種の患者には統合失調症の診断がつけられて、少量から中等量の抗精神病薬が慢性投与された。すなわち、若年患者については統合失調症（あるいはシゾイド）が診断の「底」だったのである。

ところが現在では、診断が統合失調症では留まらず、多くの精神科医が「この患者は実は発達障害なのではないか」「さまざまな症状の基盤には発達障害があるのではないか」と疑う。そしていったん疑い始めると、表情の硬さや物わかりの悪さなどのあいまいな所見を「コミュニケーションの障害がある」証拠と見なして、容易に発達障害だと決めつけてしまう傾向がある。

この診断過程を〈層の規則〉に当てはめると、健忘や失語のような古典的な欠落症状はないが、「コミュニケーションの障害がある」ということが欠落症状と見なされて、内因性疾患よりさらに「深い」外因性疾患と考えるべきだということになる。これは見方によっては欠落症状の「捏造」であるが、それでも診断の論理構造としては、この安易な発達障害診断も〈層の規則〉に沿っているのである。

認知症の場合との大きな違いは、認知症は進行性疾患なので、自然経過がやがて答えを教えてくれるということである。欠落症状が現れていない時点から「認知症ではないか」と疑っていて、経過のなかでやがて欠落症状が現れることで「やはり認知症だった」とわかる。あるいは、いつまで経っても欠落症状が現れず、「そうではなかった」と判断される場合もある。

これに対して、発達障害は進行性疾患ではないので、自然経過はなにも教えてくれない。ただ、さまざまな症状が出現することを一元的に説明したいという医者側の欲求によって、表面に現れている症状よりもより深い層に原因が求められて、発達障害という「深い」診断がつけられるだけのことである。認知症のような答え合わせの機会はないのに、医者が勝手に答えを作っているのである。

これはいわば、医者の欲求による「深掘り」である。地上に建てられた建物に問題が起こるたび、あちこち修理してもいっこうに安定しないことにフラストレーションを感じた人が、「これは地盤に問題があるからに違いない」と思いついて地盤を深掘りしてゆき、露出した岩盤に不定形の窪みを発見して、「これが建物の不安定の原因だ」と主張するようなものである。

ただし、こう言ったからといって、私は成人患者に発達障害の診断をつけることを一概に否定したいわけではない。むしろ、さまざまな症状を次々に呈する患者に対して、そのような見方をすることには実際に臨床上の利益があると考えている。

一つには、この種の患者が発達障害だと診断されることで、統合失調症だと診断されていた時代なら投与されていたはずの抗精神病薬が投与されなくなるのなら、副作用のリスクがなくなることだけでも、患者にとってはよいことだろう。

しかし、実際には、主治医が発達障害だと診断していながら、適切で有効な心理教育や生活指導を行うことができず、抗精神病薬などの向精神薬に頼っている場合も多い。もちろん、向精神薬は、患者の直接の訴えである神経症症状・気分症状・精神病症状にある程度効くのだから、対症療法にすぎないとはいっても無意味ではない。しかし、治療がそれらの二次的な「浅い」症状に対してだけしか行われず、その基盤にあると考えられている「深い」障害に及ばないのであれば、「深掘り」して発達障害と診断する意味はないのである。

発達障害には認知症のように確定診断のできる検査はないので、多くの医者は欠落症状を「捏造」してまで「深掘り」して診断している。そうまでして診断をするのなら、医者は責任をもってその障害に向き合い、対処しなければならない。そうでなければ、発達障害という診断は、自分が治せないことの言い訳のために患者に貼りつけたレッテルにすぎないことになるだろう。

症例：個人における病因の混在

〈層の規則〉に従えば、ある患者の経過のなかでさまざまな症状が出現しても、最終的に一つの診断にまとめることができる。またそれによって、医者が診断に責任をもつことができる。しかしながら、〈層の規則〉に従った「深さ」による診断が、精神科臨床においていつも最善のやり方かといえば、そういうわけでもないように思われる。ここで私の経験した症例Cを提示して、具体的に考えてみたい。

入院当時三〇歳台半ばの女性。

双生児の妹として出生した。姉とは子ども時代によく比べられて、劣等感を抱いていた。

小・中学校時代にはとくに変わったことはなかった。

高校二年生時に本人にはわからない理由でいじめを受け、不登校となった。

一七歳時に全身痙攣発作と意識減損発作を発症したが、なかなか正確な診断を受けることができなかった。

また同じく高校時代から、複数の男の声で、「かわいい」「きしょい（気持ちが悪い）」などと本人の外見をさまざまに評価する声が聞こえ始めた。

高校卒業後、調理師・保育士を目指して専門学校に入学したが、いずれも中退した。一九歳時から五年間、百貨店の食品売り場に勤め、その後はパートの仕事を転々とした。

二五歳時にようやく側頭葉てんかんと診断されて、抗てんかん薬による治療を開始された。しかし抗てんかん薬の効果が明らかでなかったため、二六歳時に脳外科手術（右側頭葉焦点切除術）を受けた。術後、全身痙攣発作は消失したが、意識減損発作は頻度を減じながらも残存した。

二八歳時に職場で知り合った男性と結婚し、二人で店を始めたが、その前後から「ストーカーに付きまとわれている」という幻聴・被害妄想が目立ち始め、三〇歳時に離婚した。

離婚後は独居し、パートをかけもちして自活していたが、しだいに大声で独語したり、「物を盗まれた」と言って頻繁に警察に通報したりするようになったため、三三歳時に医療保護入院となった。

入院中、表面的には適応していたが、病室の仕切りカーテンのなかで大声で独語していることが同室患者から報告された。一日中、カーテンのなかで誰かと会話したり、言い争っているような発話を続けていたが、看護師や医師がカーテンを開けると、すぐにいつもの丁寧な口調・態度に戻って応対した。その後、ときおり野太い男性的な声と口調で医療スタッフに対して「薬ばかり飲ませて、Cがかわいそうだ」と抗議するなどの、明らかに別人格らしい態度と発話がみられるようになった。別人格は本人の本心を代弁しているようにみえた。

退院後は実家で両親と暮らしており、人格交代と独語はみられなくなったが、幻聴は持続している。幻聴についての病識は形成されず、現在も基本的に肯定的に捉えている。毎日夕食後の二〇時に二階の自分の部屋に入り、姿の見えない元夫と一～二時間「会話」するのが習慣となり、生きがいになっている。このことについて本人は主治医（筆者）には隠すことなく話したが、両親には話していなかった。

精神病性幻聴と考えられる複数の男性の声（幻声）について、本人は「基本的には不愉快ではなく、むしろいろいろ教えてくれて役に立つのだが、ときどき私の行動にいちいち口を挟んでくるのでイライラして、声に文句を言うこともある」と言う。

入院中に出現して（本人の気持ちを代弁して）いたのは、元夫と、本人がかつて勤めていた会社の社長や専務の声だという。その後、元夫がその会社の社長になったらしく、いつもは専務らの声だけが聞こえ、毎日夜の決まった時間帯にだけ（仕事の終わった）元夫の声が聞こえるようになり、元夫と一～二時間会話することが日課になったという。元夫は本人と再び結婚することを希望しており、「来年になったら迎えに行く」と言うので、それを信じて待っている。

主治医（筆者）が「いろいろな声が聞こえるのはつらくないか」と尋ねると否定し、「声にいろいろなことを教えてもらっている」「声のおかげで女性として成長できた」などと、幻声に対する感謝を表明する。

本症例における幻聴はシュナイダーの一級症状の一つである批評性幻聴であり、またこの幻聴は高校時代にすでに現れていたことから、統合失調症と診断することも可能である。

一方、入院中に出現した交代人格は本人の本心を代弁しており、また退院後に始まった「元夫との会話」は明らかに願望充足的な幻覚体験であって、重症の解離性障害と考えられる。

すなわち、本症例は外因性疾患のてんかんに、内因性疾患の統合失調症と心因性疾患の解離性障害が重なった、三病因の混在する例なのである。このような症例をどのように理解すべきだろうか?

人間学的な理解

症例Cの診断をどうするべきだろうか。〈層の規則〉に従って、病の「深さ」を重視するなら、てんかんにすべきだということになる。しかし、てんかんという器質性＝外因性疾患があるからといって、批評性幻聴のような精神病症状や人格交代のような解離症状について、すべてをてんかんによるものと見なして本当によいのだろうか?

この症例に対して、抗てんかん薬や外科的治療によっててんかんに対処することが、すべての問題を解決するようには思われない。たしかにてんかん発作はいまだ抑制されていないのだが、本人は発作をそれほど苦にしてはいないし、幻聴や人格交代が発作に直接関係のある症状だとも思われない。この症例の難しさは、むしろてんかん以外の部分にあるように思われる。

Cの半生を概観すれば、「なんと苦難に満ちているのか」と同情を禁じえない。

Cが側頭葉てんかんになったのはおそらく生来性の脳障害によるもので、その脳障害は双生児で未熟児として生まれてきたことによるものではないかと考えられる。しかも双生児として生まれたために、優秀な姉と比べられて、劣等感をもちながら育つことになった。

高校時代にいじめられて不登校になったというが、その時期にてんかんと統合失調症を発症しているので、周りから見て奇妙な行動が頻繁にあったためにいじめられたのかもしれない。あるいは、いじめられたということ自体が事実ではなく、統合失調症の症状としての被害妄想だったのかもしれない。

てんかんの診断がかなり遅れ、ようやく治療が開始されたのだが、抗てんかん薬の効果は不十分であった。なんとか健康になりたいと、勇気を振り絞って脳外科手術を受けたが、やはり期待していた結果は得られなかった。調理師や保育士になる夢もあきらめざるをえなかった。

それでも人生を悲観することなく前向きに生活するうちに、ある男性と知り合って結婚した。夢だった自分の店をもち、これから二人で力を合わせて暮らしてゆくはずだった。ところが、なにかがうまくいかずにすれ違い、離婚することになってしまった。

この離婚はCにとってきわめて残念なことだっただろう。それまでの不幸をまとめていっぺんに逆転し幸せになれるチャンスを失ってしまったのだから。そして、悔みながら、泣きながら、一人で寂しく生活しているうちに、いつも聞こえている見知らぬ男たちの声のなかから、あの優しい夫の声が語りかけてきたのだ。

この幻声がてんかんによるものであろうと、統合失調症によるものであろうと、「そういうことがあってもおかしくないな」と思わせるものが、Cの生活歴にはある。このように共感的に捉えるのが、この症例については自然なことのように思われる。

この場合、われわれはCの人生を一つの物語として捉え、Cに起こっているさまざまな症状を、Cの人生における意味の面から理解している。Cの病気はCの人生においてあまりに大きな意味をもっているため、Cの病気と人生は一体化していて分離することができないのである。

このように、ある種の症例については、〈層の規則〉のような理屈を介さずに、われわれの自然な感情が一つのまとまった解釈を与える。私の考えでは、このような共感的で総合的な症例解釈こそが、「人間学的」と呼ばれる理解の仕方なのである。人間学的な理解は病因論の観点からは無意味でも、個人としての患者の理解という観点からは十分に役に立つ。そして、精神科の臨床においては、どちらの観点も等しく重要なのである。

9　ナラティヴと人間学

ナラティヴと〈了解〉

前章の終わりに、精神病理学における「人間学的」理解とは、共感的で総合的な症例理解だと述べた。このように言うと、昨今医療関係者の間で話題になることが多い「ナラティヴ（語り）」を連想する人もいるだろう。精神病理学における人間学的傾向とナラティヴとはどのように関係するのだろうか。まずは古典的精神病理学とナラティヴとの関係から考えてみよう。

一般に医療におけるナラティヴは、患者が自分の病気をどのように捉えているかという、病気についての主観的解釈だとされる。

たとえば、胃がんになった患者が、「長年やりたいことを我慢して、嫌々働いてきたために、こんな病気になってしまった」というような話である。身体疾患の病因について機械的（生物学的）因果論で思考する医者からみれば、「そんなことはがんの発生とは関係ないのではないか」と思われることも多い。しかし、医学知識のない患者自身にとって、身体疾患の原因について考えつくのは、自分が自分のからだをどのように使ってきたかということだけなので、ナラティヴとしてはたいていの場合、自分の長年の生活が主観的にどのようなものであったのかが語られる。この種のナラティヴは素朴な心理的因果論によって規定されている。

この種の患者のナラティヴから医者が汲みとるのは患者の生活歴である。がんをはじめとして、生活習慣が病因となる身体疾患は多いので、身体疾患の診断においても、生活歴の聴取は重要である。さらにそこから、「なるほどたしかに、嫌々働いていたために喫煙量が増え、その影響が長年蓄積してがんを発生させた可能性はありますね」というように、患者の心理的因果論を医者の機械的因果論へと回収することに成功する場合もある。このような場合は、患者が自分の病気について受け入れやすくなり、その後の治療がスムーズに進むだろう。

一方、なんらかの宗教的信念に基づいて、「私がこの病気になったのは前世での罪の報いです」というような超自然的ナラティヴを語る患者もいる。このような場合は、医者の解釈との折り合いがつかず、治療にも支障になるだろう。

さて、精神疾患についてはどうだろうか。まず、精神疾患における生活歴の重要さは身体疾患とは比較にならないほど大きい。なぜならば、精神疾患には心因性のものが多くあるからである。心因性とは、その病気の成り立ちが心理的因果論によって説明されるということである。すなわち、身体疾患においては患者自身による主観的解釈にすぎなかった心理的因果論が、医者側によっても肯定されるのが心因性という考え方なのである。言い換えれば、心因性精神疾患については、素人でもその成り立ちを説明できるということである。

とはいっても、医者は専門的な知識と技術を売り物にしている専門家であるから、患者が自分で自分の状態を解釈して、「こういう心理的出来事があったから、このような心理状態になってしまいました」と言ってきた場合には、それをそのまま受け入れてしまうことには抵抗を感じるだろう。なにか専門家らしい指摘を一つくらい加えたい、極端に言えば患者自身の解釈を全否定して、患者の意識していない別の心因を鋭く指摘したいと思うかもしれない。しかし、医者が自分のよけいなプライドを守るためにそんなことをすれば、精神疾患の真の原因からはかえって遠ざかる危険が大きい。

専門家としての精神科医がすべきことは、そんなことではない。むしろそのようなよけいな解釈をせずに、患者の話をじっくりと聴いて、それが了解できるかどうか判断することである。というのも、患者が自分の症状を心因性だと判断し、そのようなナラティヴを語ったとしても、本当にその症状が心因性のものだとは限らないからである。

「こういうことがあったからこうなった」という患者の訴えが、十分に〈発生的了解〉が可能なものかどうか。まったく了解できないわけではないにしても、「そのくらいのことでそこまでの状態になるだろうか」という疑問が生じないかどうか。そのように吟味していって、どうにも不自然であるという印象が拭えなければ、患者の状態が患者の言うとおりの意味で心因性であるということは否定してよい。患者の状態は、実際には内因性疾患によるものではないかと疑ってみるべきである。

ただし、患者の話が了解できないからといって、一足飛びに「心因性ではないから内因性だ」と結論してはならない。というのは、思い出したくない、恥ずかしいなどの理由によって、患者が本当に心因だと思っている出来事を隠して偽の心因を挙げている可能性もあるからである。話が不自然な場合は、患者が本心を正直に話しているかどうか、よく確かめる必要がある。そして患者が本心を打ち明けたくなるように、医者はいろいろなやり方で患者の気持ちに接近してゆくべきである。そうすることで診断がうまくゆくだけでなく、もしそれが本当に心因性疾患であったならば、精神療法の端緒も開けるだろう。

また一方では、外因性の可能性の除外を忘れてはならない。患者本人から得られる生活歴はえてして主観的であり、感染、外傷など医者にとっては病因として重要と考えられる外因については忘却され、報告されないことも多い。なにしろ精神科で問題になる感染症（脳炎）や外傷（脳損傷）は脳機能の障害を伴うため、当時の記憶が欠損していることが多いのだ。したがって、外因を見逃さないためには、患者自身のナラティヴだけでなく、家族や周囲の人たちからの情報も集めて、発達歴、教育歴、職歴などの客観的な項目を立てて整理することによって、生活歴を充実させるべきである。

まとめると以下のようになる。心因性疾患については、患者のナラティヴを医者がそのまま受け入れる場合もあるが、その内容を疑って、さらに別のナラティヴを語らせようとする場合もある。内因性疾患については、医者は患者のナラティヴをそのまま受け入れることができず、むしろ受け入れることができない（＝了解できない）ということ自体が診断の根拠となる。外因性疾患については、真の病因が患者の主観的なナラティヴのなかには含まれていない可能性があり、むしろナラティヴの外側に原因を探す必要がある。

いずれにしても、医者が患者の病気についてのナラティヴを聴くことは、決してそれをそのまま受け入れることではない。患者のナラティヴはあくまでも医者の診断の論理に当てはめられて判断される対象にすぎないのである。

精神病理学はＮＢＭなのか？

近年、ナラティヴに基づく医療としてのナラティヴ・ベイスト・メディスン（ＮＢＭ）が、エビデンスに基づく医療（ＥＢＭ）に対抗する、あるいは相補的な医療の方向として喧伝されている。ＥＢＭは非人格化された集団についての統計的知識に基づいているが、それでは零れ落ちてしまう個々人の人格や人生における病の意味を救い出すのがＮＢＭだというわけである。

精神病理学や精神療法も個々人の人格や価値観を扱っており、エビデンスに基づいて行われることが難しいので、ＥＢＭの枠組みによって正当化されることができない。そこで、精神病理学はＮＢＭの一部なのだと自己規定して、ＥＢＭに対抗していくべきだという意見がある。

しかし、私の考えでは、精神病理学はＮＢＭの一部となることはできない。なぜならば、患者のナラティヴをそのまま受け入れるＮＢＭの姿勢は、〈了解〉という精神病理学の方法と両立しないからである。

〈了解〉という方法は、あくまで医者が一方的に患者の精神状態について行うことである。そしてそのための必要条件として、医者の精神と患者の精神の間に能力ないし容量についての非対称性が前提されている。このことについては、前に〈心的容量の非対称性の条件〉と名づけて説明した。精神病理学はたしかに患者のナラティヴを大切にするが、ナラティヴの評価はあくまでも医者が医者の論理に則って行うのである。

精神病理学が宿命的にもつこのような一方向性は、NBM推進派から批判を受けるだろう。というのも、NBM運動には社会構築主義の影響が強くあるからである。NBM推進派のなかでも過激な人たちは、医者は患者のナラティヴを受け入れるべきだと主張するだけでなく、医者による精神疾患についての解釈もまた一つのナラティヴにすぎないので、患者の解釈と医者の解釈は平等に扱われるべきだとまで主張する。彼らの提唱する「ナラティヴ・セラピー」では、患者と医者のナラティヴが擦り合わせられて、その相互作用のなかから、患者の苦痛ができるだけ小さくなるような新しいナラティヴが生み出されれば、それが治療になるのだという。

このような反科学主義的・相対主義的な考え方は、内因性疾患や外因性疾患にはまったく無効だと考えられるが、心因性疾患については有効な場合もあるだろう。なぜならば、前述したように患者のナラティヴは一般に心理的因果論に基づいているが、心因性疾患に限っては、医者の解釈もまた心理的因果論に基づいているからである。両者が同じ次元にあるので、擦り合わせも可能であり、それによって新しい解釈が生まれ出ることもあるだろう。このように、心因性疾患に対する純粋な精神療法については、ナラティヴ・セラピーの考え方も成り立つように思われる。

しかし、〈了解〉に基づく精神病理学は、治療に先立って、病因そのものを診断する技術である。医者は患者のナラティヴを聴き、そうすることによって患者の状態が心因性か、内因性か、外因性かを見極めようとする。外因性と内因性を除外して心因性に間違いないという結論に至るまでは、医者は患者のナラティヴと同じ次元で思考してはならない。患者のナラティヴの内容に入り込むのではなく、患者のナラティヴが自分にとって自然であって、十分に了解できるかどうかに意識を集中していなければならない。このような意味において、〈了解〉はやみくもな「共感」とは違うのである。

〈気質〉概念の由来

ヤスパースの〈了解〉を方法とする古典的精神病理学は一方向的なものであり、そこがナラティヴ・アプローチとは相容れないのだと述べた。しかし、精神病理学における「人間学派」は、ヤスパースの方法論では医者と患者が分断され、精神疾患患者の内面を十分に理解できないと批判し、新しい方法論を模索したのであった。それでは、人間学派の精神病理学はナラティヴ・セラピーと融合できるようなものなのだろうか。次にそれを考えてみよう。

まず、人間学派の精神病理学とはいったいどういうものなのか。それは、精神疾患を人間精神の正常な部分と関係のない異質な要素が発生したものとは考えず、なんらかの状況に反応して現れた人間精神の正常な部分の延長として理解していこうという方向性である。

こう言えば、「それなら神経症などの心因性疾患はもともとみなそう見なされているのではないか」と疑問に思われるかもしれない。それはそのとおりであって、心因性疾患については、人間学派からみても〈了解〉の方法に問題はないのである。また、外因性（器質性）疾患については、人間学派の研究者でも正常の延長と見なす者は少ない。したがって、もっぱら問題とされるのは内因性疾患である。統合失調症と躁うつ病を人間精神の正常な部分の延長として理解しようとするのが人間学派なのである。

そうはいっても、どのようにしてそれを行うのか。そもそも正常な精神からは了解できない精神状態を内因性と見なしているのであるから、内因性疾患について無理に了解しようとすることは、ヤスパースが精神分析を批判して言ったように〈かのような了解〉に陥るだけではないのか？

この問題を解決し、人間学派の道を開くのにきわめて大きな力があったのが、エルンスト・クレッチュマー（一八八八―一九六四）による〈気質〉の概念の導入である。「気質（temperament）」というのは元来は日常的な概念で、「生まれつきの性質」というくらいの意味だったと考えられるが、二〇世紀の精神病理学においては、かなり特殊な、しかも非常に重要な意味を担わされた。すなわち、〈気質〉は人間精神にとって根本的な「タイプ（型）」を意味するのである。この〈気質〉概念の由来を辿ってみよう。

二〇世紀の初頭、クレペリンによって内因性精神疾患がただ二つだけの疾患、すなわち統合失調症と躁うつ病に整理された。その際に、この二つの疾患を区別する基準とされたのは、知性の障害か感情の障害かという症状の違いと、慢性進行性か急性反復性かという経過の違いであった。この二つの面に注目すれば、千差万別にみえていた内因性疾患患者がかなりうまく二群に分けられるというのであった。

しかしながら、原因不明の内因性疾患を二群に分けることが実際にはなにを意味するのかについて、その後の研究者たちの意見は分かれた。もちろん、二群に分けることで疾患が純化され、生物学的原因の究明が進むことが当時も期待されただろう。だが、一世紀後の今日、詳細な遺伝子の分析が可能になってもなお、これらの疾患の区別の生物学的根拠は不明のままなのである。生物学的原因が一切不明であるにもかかわらず、症状と経過によって明らかに二群に分かれるとしたら、この分類の根拠は生物学的原因とは別の次元にあると考えるべきではないのか。

たとえば一つの可能性として、知性が障害される場合は必然的に慢性進行性の経過をとり、それに対して感情が障害される場合は必然的に急性反復性の経過をとるということではないのか。すなわち、疾患が二種類あるというよりも、知性と感情という二つの精神機能の性質の違いによって、内因性精神疾患は自然に二群に分かれるのではないか。これは私自身が考えた仮説であるが、クレペリンの時代に同じ仮説を立てた人がいてもおかしくないと私は思う。

ところが、クレッチュマーはまったく違う方向から考えた。われわれの日常的な経験知として、痩せた人は気難しくて理屈っぽいことが多く、逆に太った人は付き合いがよくて感情的であることが多い。これらの体格と性格の組み合わせには、自律神経系や内分泌系の機能レベルの違いなどの生物学的基礎があるに違いない。そして、臨床的観察によれば、統合失調症患者には痩せた人が多く、躁うつ病患者には太った人が多い。ということは、内因性精神疾患がこれら二群に分かれるのは、健常者にもみられる体格と性格の組み合わせが基礎になっているのではないか。

統合失調症において知性が障害されるのは痩せたタイプ（細長型）の人が理屈っぽいことに対応し、躁うつ病において感情が障害されるのは太ったタイプ（肥満型）の人が感情的であることに対応している。つまり、統合失調症は細長型の、躁うつ病は肥満型の、それぞれ病的に強調された姿であると理解できる。このようにして、クレッチュマーは統合失調症と躁うつ病を健常な人間の二つのタイプの延長として理解することを可能にしたのである。

クレッチュマーは細長型と肥満型という体格に組み合わさって遺伝していると考えられる性格を〈気質〉と呼び、細長型の気質を「分裂気質（シゾチーム）」、肥満型の気質を「循環気質（チクロチーム）」と名づけた。それだけでなく、健康な細長型と統合失調症の間、および健康な肥満型と躁うつ病の間に位置する病的性格をそれぞれ「分裂病質（シゾイド）」「循環病質（チクロイド）」と名づけ、実例を挙げて詳細に記述することによって、両タイプと両疾患の連続性を強く印象づけた。

人付き合いに興味をもたず、一人で学問や芸術に没頭し、世間の出来事についてはいつも高所から見下すように論評し、貴族的な佇まいを見せているかと思えば、ときに些細なことで激怒したり、強い不安に陥って取り乱したりもし、統合失調症に罹患して社会から脱落してしまいやすい一方で、近代文化の開拓者たちでもある、あの「シゾイド」のイメージはこうしてできあがったのである。もっとも、近年では「アスペルガー症候群」ないし「自閉症スペクトラム障害」にお株を奪われつつあるわけなのだが……。

ところで、クレッチュマーが種々の自律神経性反応やホルモン負荷試験などのデータを挙げて、〈気質〉概念に生物学的基礎があることを主張していたことは、われわれの目には奇妙に映る。というのは、現代の生物学的精神医学でも、統合失調症と躁うつ病を生物学的方法によって確実に区別することはできていないからである。両疾患自体が区別できないのに、両疾患の特性を弱くもっているとされる細長型と肥満型が区別できるとは考えにくい。はっきり言えば、クレッチュマーの掲げているデータは怪しい。

しかし、とにかく歴史的には、クレッチュマーによる〈気質〉概念の導入によって、精神医学における人間学派の道は開かれたのである。

認識論的枠組みとしての〈気質〉

クレッチュマーがその〈気質〉概念を提起した著作である『体格と性格』初版が出版されたのは一九二一年であり、クレッチュマーはまだ三〇代前半であった。この新進研究者による野心的な仕事がただちに精神医学全体に多大な影響を与えるようになったことには、そのちょうど一〇年前の一九一一年に「統合失調症（スキゾフレニー）」の概念を提唱した当人である大御所オイゲン・ブロイラー（一八五七―一九三九）がそれを気に入り、学界で宣伝したことが大きかったものと考えられる。

ブロイラーはクレッチュマーの言う「循環気質」を「同調気質（ジントニー）」と呼び変えたうえで、「統合失調症と躁うつ病とは、〈分裂性〉と〈同調性〉という人間精神の両極が極端化して現れたものだ」と主張した。〈分裂性〉とは合理的で個人主義的な傾向であり、〈同調性〉とは共感的で社会的な傾向である。これら二つの要因が適度に存在してバランスがとれていることが健康な人間精神の条件だというのであった。

このように、統合失調症と躁うつ病という原因不明かつ不治の病を、健常者の精神から隔絶した異質なものではなく、健常者の精神のもっている基本的な二つの要素の極端な形での顕現だと見なすことは、同時に、健常者の精神をこの二つの要素を基本として理解すべきだということを含意していた。そのため、「分裂気質」と「循環気質」はそれぞれの疾患の「病前性格」としての特殊な性格類型ではなく、健常者の性格の正常範囲内での偏りとして、つまり一種の性格分類として理解され始めた。

しかも、「分裂気質」と「循環気質」という分類は、〈分裂性〉と〈同調性〉という二つの対照的な生命原理の現れであるから、ほかのあらゆる性格分類よりも根本的な区別なのだとされた。

ここで起こっていたことは、〈気質〉概念の意味についての重大な転回、いわばコペルニクス的転回だった。すなわち、「分裂気質」と「循環気質」は、二大内因性疾患の遺伝子が引き起こす健康な表現型という単なる生物学的観察事実から、〈分裂性〉と〈同調性〉という、すべての人間精神を特徴づけ、それゆえに人間精神についての認識論的枠組みを形作る究極的二大要因へと格上げされたのである。

その結果、どうなったか。人間学派の精神科医たちは、患者の生き方をシゾイドかチクロイドか、あるいは第三のタイプとしての「エピレプトイド（てんかん病質）」かという、ごく限られた数しかないタイプの鋳型に当てはめて理解しようとするようになった。彼らはたしかに患者の生活歴をくわしく聴取するのだが、その目的がいつもこれらの鋳型にうまく当てはめようとすることになってしまったのである。実際、こういう人間分析のやり方は、病跡学などの分野で一時期さかんに行われた。

しかし、あらためて考えてみると、すべての人間を二、三の類型に当てはめようとするような極度に貧しい類型論としての人間の理解の仕方が、はたして「人間学」の名に値するのか、ちっとも人間味がないではないか、と疑問が湧いてこないだろうか。そもそも「人間学」とはどういう意味なのか？

実は、この「人間学」という用語のもとのドイツ語は menschlich（人間的な）でも humanitär（ヒューマンな）でもなく Anthropologie で、英語の anthropology に当たり、自然人類学・文化人類学の「人類学」と同じ単語なのである。「人類学的」精神医学というのであれば、人間を遺伝的因子あるいは文化的因子によって決定される数少ない類型に分けて理解しようとするのは当然だといえるかもしれない。実際、クレッチュマーの目指したものは、いわば「医学的人類学」だったと考えられるのだ。

とにかく、以上に述べてきたような人間学的精神病理学の方法は、またしてもナラティヴ・アプローチからは遠い一方的な患者への接近法だといえるだろう。〈了解〉に基づく古典的精神病理学の硬直性を批判して出てきたはずの人間学派が、いったいなぜこのような硬直した方法をとっているのだろうか。

その理由は〈気質〉概念自体に孕まれていたと考えられる。すなわち、〈気質〉の概念は、健常者と病者を程度の差として連続化することによって、〈了解〉の方法がもたらした健常者と病者の断絶を乗り越えさせたのだが、一方で〈気質〉が二つか三つの疾患のうちのどれかへの傾きを意味するというそのこと自体によって、健常者の中にもその二つか三つの疾患のうちのどれかの「種」をみようとする類型論的態度を強制したのである。

本章でみてきた類型論的方法は、前章でみた〈層の規則〉による診断法とはまったく異なる。〈層の規則〉は患者が呈している症状に基づく診断法であり、それに対して類型論的方法は〈気質〉すなわち患者の全体的な生き方を分類する方法なのだから、同じ診断法といっても次元が異なるのである。とはいっても、統合失調症、躁うつ病、てんかんという疾患概念そのものは共通しているのだから、同じ患者についての両方法による診断が一致しないということがあっては、実用上都合が悪い。

ところが、前章で挙げた症例Cについてみてみると、〈層の規則〉による診断は最も深い層の疾患であるてんかんだが、類型論的方法を適用すると、別れた夫が迎えに来るという非現実的な期待のなかで自閉的に暮らすという生き様から、むしろシゾイドすなわち統合失調症のタイプになってしまい、一致しないのである。Cのような複雑な症例については、両方法を両立させることができないのだ。このような場合、どうすればよいのだろうか?

私としては、Cはてんかんであると同時に統合失調症でもあると思うし、どちらかの診断を主診断として選ばなければならないとは思わない。Cの病態にとって重要なことは、むしろてんかんと統合失調症のどちらによるものでもない、心因性の要素が強く働いているということだと思う。だからこそ共感的理解が必要なのである。

総合的な症例理解としての人間学的理解とは、私の解釈では、〈層の規則〉にせよ類型論にせよ、硬い規則に当てはめることを目的とするのではなく、患者とかかわるうちに、医者の意識のなかで患者の像が自然に纏まって形成されてくるのを見届ける方法である。その際には、患者自身のナラティヴは、形成される患者の像の一つの材料ではあっても、特別に大きな優先権は与えられない。医者は既成の理論に当てはめるのでもなく、また患者本人のナラティヴに頼りきるのでもなく、自分の力で自分のなかに患者の像を作り出さなければならないのである。

10　気質論と時間論

第三の気質

前章で述べたように、一九二〇年代にクレッチュマーが『体格と性格』において提起した分裂気質・循環気質の二大気質論は、ただちに広く受け入れられた。その後、彼が率いたチュービンゲン学派だけでなく、ドイツ各地やわが国を含む外国の諸学派によっても研究が積み重ねられ、それらの成果を取り込んで、『体格と性格』は一九六〇年代まで改訂を重ねた。

その途中から気質論に加わってきたのが、第三の気質としての「てんかん気質」あるいは「粘着気質」である。てんかん気質とは、鈍重だが粘り強く、几帳面で秩序を好み、融通が利かず、思考や説明はまわりくどく、ときに爆発的に怒るような性格で、筋骨逞しい闘士型の体格と関連しているとされる。
私はてんかんの専門家ということになっているのだが、その私の経験からすると、てんかん患者の多くがこのような体格と性格をしているということはまったく事実ではない。実はクレッチュマー自身、「闘士型は必ずしも疾患としてのてんかんに関係がない」というようなあいまいなことを書いているのである。しかしそれならば、なぜ第三の気質としててんかん気質が選ばれたのだろうか？

その第一の理由は、気質論が提案された当時の精神医学においては、実際にてんかん患者が多く扱われていたからである。てんかんは統合失調症よりも躁うつ病よりもはるかに古い疾患概念であり、近代精神医学の初期においては代表的な精神疾患の一つだったが、二〇世紀の後半になると、主に脳波診断の発達によって、精神疾患ではなく神経疾患だと考えられるようになっていった。つまり、クレッチュマーの時代には「三大精神疾患」として統合失調症と躁うつ病の次にてんかんを問題にすることは自然なことだったのだが、現在では状況が変わってしまったのである。

第二の理由は、てんかん患者には「てんかん性人格変化（epileptische Wesensänderung）」と呼ばれる特有の性格偏倚があることが古くから知られていたからである。もっとも、これは「病前性格」ではなく、てんかんという病気を長年患っていることによって起こってくる性格の変化なので、いわば「病後性格」である。疾患の経過を重視するクレペリンは、これを統合失調症（早発性痴呆）における「痴呆化（人格変化）」と同様の進行性変化と捉えていた。実際、てんかんの治療が進歩した現代においては、この性格偏倚が昔のようには目立たなくなっていることも、統合失調症における人格変化が近年目立たなくなってきているのと同様なのである。

いずれにしても、現在の観点からみると、気質論ないし病前性格論において、統合失調症と躁うつ病の次にてんかんがくることの必然性は低いように思われる。そもそもクレッチュマーは分裂気質と循環気質という対概念について、「痩せている人は理屈っぽく、太っている人は感情的だ」という日常的な経験知の延長であると説明していたのだが、粘着気質についてはどうなのだろうか。「筋骨逞しい人は鈍重で粘り強い」というのは、どうも当時の下級軍人のイメージらしいのだが、しかしこれは日常的な経験知といえるだろうか？

ただし、気質論が日常的な経験知の延長だという説明自体にはそれなりに説得力がある。というのは、進化論的観点からいって、われわれ人間は常に集団生活をしてきた社会的動物であり、自然環境だけでなく同種他個体たちから成る社会環境にも適応している。したがって、われわれはみなさまざまな他人について、自分の生存と生殖にとって利益をもたらす人物か、それとも害をなす人物かを見分ける能力が発達しているはずだと考えられるのである。とくに、近くにいるだけで迷惑を被るような性格の障害をもった人物については、本能的に見分けて避けるようになっているはずだろう。そのように考えると、性格（パーソナリティ）の障害の分類は、本能に従って自然と一定の形に決まってくるはずなのである。

ＤＳＭ－５ではパーソナリティ障害の種類は、猜疑性、シゾイド、統合失調型、反社会性、境界性、演技性、自己愛性、回避性、依存性、強迫性の一〇種類とされているが、この一〇という数は歴史的・偶然的に決まったもので、なんら意味はない。それに対して意味があると考えられるのは、より大まかな分類の数、すなわち三つのクラスターである。猜疑性、シゾイド、統合失調型から成るクラスターＡは風変わりで孤立しがちな群で、「奇異型」と呼ばれる。反社会性、境界性、演技性、自己愛性から成るクラスターＢは感情が不安定で演技的な群で、「劇場型」と呼ばれる。回避性、依存性、強迫性から成るクラスターＣは不安が強く内向的な群で、「不安型」と呼ばれる。これら三つのクラスターの独立性は高く、かなりの実在性をもっていると考えられる。

これらのうち、クラスターＡは明らかに統合失調症の素因に関連している。次にクラスターＢは、境界性パーソナリティ障害と躁うつ病（双極性障害）の合併が多いことなどの臨床的事実から、躁うつ病の素因と関係があると考えられる。そしてこれらのことから、分裂気質・循環気質という二大気質にはやはり実在性があると考えられるのである。

ところが、第三の群であるクラスターＣは明らかに不安障害の素因であって、てんかんや粘着気質とはほとんど関係がないように思われる。粘着気質はむしろ鈍感でずぶといとされているからである。このように、パーソナリティ障害の分類からみると、第三の気質として挙げられるべきなのは不安障害に関連した気質であって、てんかん気質ではないと考えられるのである。

〈気質〉が人間学的診断の枠組みを成すような、人間精神にとって基本的なカテゴリーだとするならば、それは直観的で本能的な性格分類と一致するはずなのであり、またそうであってこそ日常的な経験知の延長だといえるのである。ところが、第三の気質としてのてんかん気質はこのような条件を満たしていないので、少なくともそのままの形では人間学的カテゴリーとして使えないように思われる。

中心気質という概念

一九八〇年に安永浩が提案した「中心気質」は、てんかん気質を拡張した概念である。安永によれば、分裂気質と循環気質が完全に病的な気質から健常範囲内の気質までを含んでいるのに対して、てんかん気質（類てんかん気質、エピレプトイド）はかなり病的なものだけを指していて不釣り合いなので、てんかん気質を健常範囲まで広げて概念化したのだという。

その「中心気質」とはどのような気質かといえば、「ふつうにのびのびと発達した五から八歳くらいの『子供』のイメージ」だといい、「天真らんまん、うれしいこと、悲しいことが単純にはっきりしている（しかも直截な表現）」「周囲の具体的事物に対する烈しい好奇心。熱中もすればすぐ飽きる」「動きのために動きを楽しみ（ふざけ）、くたびれれば幸福に眠る」「明日のことは思い煩わない。『昨日のこと』も眼中にはない」「ともかくよい意味でもわるい意味でも自然の動物に近い」と説明されている。

要するに大人になっても子どものままのような、単純で無邪気なタイプのことなのであるが、はたしてこのような気質とてんかんに本質的な関係があるのだろうか？　私としては、この「中心気質」というのは要するに精神遅滞の特徴を表すものであって、てんかんとこのタイプが関係するようにみえるのは、たんにてんかんに精神遅滞が伴うことが多いことによるのではないかと考える。

安永自身、「誰でもこういう時代があったのである」「どんな人の心にも、その基底にはこの性質がひそみかくれている」「複雑に分化した大人の諸性格は、ここからの発展、分岐、偏向にすぎない」「それ故にこそ、この形の気質を『中心気質』と名づけたのである」と書いているが、これは「中心気質」がほかの気質の基盤になるものであって、発達的には前段階に当たることを示している。

安永によれば、てんかん気質とは「中心気質」の「成長がいびつである場合」、「挫折の結果をこうむる場合」、あるいは「ある種の脳病理的条件によって」生じる「中心気質周辺」の人格タイプの一つであり、てんかん気質以外にも、境界例、ヒステリー型人格、心気症者、嗜癖者などがこの「中心気質周辺」に含まれるという。

これについても、境界例（境界性パーソナリティ障害）、ヒステリー（解離・転換性障害）、心気症（身体症状性障害）、嗜癖者（物質依存症）などの諸疾患においては、機能的あるいは器質的な退行が起こるために、精神遅滞に特徴的な行動特性が現れるということで理解できるように思われる。

安永はさらに、彼独自の一般精神病理学理論である「ファントム理論」を応用して「中心気質」を理論化している。ファントム理論とは、心的システムにおける入力と体験の関係を「心的距離」として図式化し、それによって各種の精神病理を説明する理論であり、統合失調症におけるさまざまな症状や分裂気質の特徴は「心的距離」の増大として説明される。この理論的枠組みを適用すると、循環気質においては「心的距離」に関する変数がすべて正常域内にあるとされる。そして「中心気質」においては、それらの変数は正常よりさらに小さいとされる。その意味するところは、知覚と表象の差が小さく、「恐れる」ことが少ないために、外見上鈍感であることである。

このようにファントム理論による「中心気質」の説明は、分裂気質・循環気質・中心気質（非てんかん気質）を程度の差として並列している。この整理の仕方は分裂性と同調性の形而上学的二元論とは根本的に異なっており、むしろ一元的な配列という点で〈層の規則〉に近い。

しかしながら、〈層の規則〉とファントム理論的気質論の間の違いのほうにも注目すべきである。〈層の規則〉においてもファントム理論的気質論においても、てんかんが統合失調症・躁うつ病より「深い」という点は共通しているが、〈層の規則〉においては「深さ」は正常からの逸脱の大きさを表しているのに対して、ファントム理論的気質論においては発達的な段階の低さを表しているのである。障害と発達という観点の違いから生じるこの違いは、すべての精神疾患を系統発生的ないし個体発生的な退行（退化）によって統一的に説明しようとする「単一精神病論」の観点を採るならば解消される。単一精神病論では、「深い」疾患ほど退行が強く、精神遅滞的な特徴が強く現れると考えるからである。

安永の気質論において、循環気質が「中心気質」と分裂気質の間に位置づけられていることにも重要な意味がある。それは、「中心気質」が自然に適合した原始的な心性であり、一方、分裂気質が抽象的・宇宙的次元に適合した過度に知的な心性であるのに対して、その間にある循環気質こそが人間社会に適合した心性であると考えられていることである。すなわち、人間精神は「中心気質」的な自然性から出発して抽象的・宇宙的次元へと向かって成長するのだが、それが行き過ぎてしまったために人間社会に適応できなくなってしまった状態が統合失調症だと見なされているのである。この点に、安永の理論が、きわめて図式的ではあるがやはり認知科学的な理論ではなく、人間学的な理論であることが現れている。

イントラ・フェストゥムとてんかん気質

木村敏の人間学的時間論、いわゆる「フェストゥム論」は、わが国の精神病理学において強い影響力を保っているだけでなく、国際的にも知られており、また精神医学以外の広い分野にも影響を与えてきた。この理論を解説した木村の著書『時間と自己』（一九八二年）は、私自身が学生時代に読んで大きな感銘を受け、精神医学を専攻する動機にもなった本であるが、近年でもわが国の知識層によく読まれているようである。

この本は主観的な立場からする時間論として読むことができ、過去・現在・未来という時間の三側面に対応して人間の精神が取りうる三つの「時間態勢」を、それぞれうつ病・統合失調症・てんかんという三大精神疾患において強調されて現れるものとして、次のように解説している。うつ病になるタイプ、すなわち「メランコリー親和型」の気質は過去に囚われる時間態勢であり、「ポスト・フェストゥム（post festum）」と呼ばれる。これは日本語の「後の祭り」に当たる心性である。一方、統合失調症になるタイプ、すなわち分裂気質ないしシゾイドの気質は未来に対して構える時間態勢であり、「アンテ・フェストゥム（ante festum）」と呼ばれる。これは祭りの本番を間近に控えた「前夜祭」のような心性である。そして、てんかんになるタイプは現在に没入する時間態勢であり、「イントラ・フェストゥム（intra festum）」、すなわち祭りの最中のような心性と捉えられる。

このように、木村のフェストゥム論は統合失調症・うつ病・てんかんという三大精神疾患を過去・現在・未来という時間の三様相に対応させたきわめて美しい理論である。私も若い頃、この美しさに魅了されていた。しかし、自分自身が精神科医となり、だんだん臨床的経験を積んでくると見方が変わってきて、いろいろと疑問や不満が出てきた。

フェストゥム論は「時間態勢」についての理論だとされているが、客観的にみれば気質論の一種だと考えられる。ただし、クレッチュマーの気質論との対応はやや複雑になる。というのは、クレッチュマーの気質論においてはうつ病と躁うつ病の区別はなかったが、フェストゥム論においてはうつ病と躁うつ病が分離され、別種の時間態勢に割り当てられているからである。すなわち、うつ病はポスト・フェストゥムと分類されるのに対して、躁うつ病はてんかんに代表されるイントラ・フェストゥムに分類される。このうつ病と躁うつ病を分離すること自体は、DSM－5における抑うつ障害群と双極性障害の分離にも現れているように、現代の精神医学における共通認識である。

さて、私がフェストゥム論に対してもつ第一の不満は、イントラ・フェストゥムがてんかんによって代表させられていることである。てんかんあるいはてんかん気質は、イントラ・フェストゥムの概念によってはうまく説明できないように思われるからである。

木村はイントラ・フェストゥムについて説明する際に、自分自身てんかん患者であったドストエフスキーの作品に出てくるてんかん発作に伴う神秘体験の描写を挙げることが多いのだが、これは発作という症状についての描写であって、てんかん気質についての描写ではない。しかも、てんかん発作に神秘体験が伴うことはきわめて稀であるので、ドストエフスキーによる描写はてんかん発作の代表例とも見なしがたいのである。

それでは、てんかん気質については木村はどのように説明しているのだろうか。彼は人間学的てんかん学者ディーター・ヤンツ（一九二〇―二〇一六）の説に従って、てんかん気質を対照的な二つに分ける。すなわち、伝統的な粘着気質はヤンツの言う「睡眠てんかん」（現行の国際分類における症候性てんかん、とくに側頭葉てんかんに当たる）だけに特徴的な気質で、「覚醒てんかん」（特発性全般てんかんに当たる）に特徴的なのはむしろそれとは対照的な、天真爛漫で軽佻浮薄な気質であるとする。そのうえで、後者のほうがイントラ・フェストゥムの原型であり、前者すなわち伝統的なてんかん気質は後者に器質的な加工が加わったものだとする。

要するにイントラ・フェストゥムとは幼稚で原始的な心性のことなのであり、安永の中心気質とほぼ重なる。木村のてんかん気質についての説明も、安永がてんかん気質を中心気質が病的に歪んだものだと見なしたこととほぼ同じ論理である。さらに、木村がイントラ・フェストゥム的心性と関係する疾患として、てんかん以外に躁うつ病、非定型精神病、境界例などを挙げていることも、安永の中心気質ほど広くはないが、一時的または慢性的な退行を示す諸疾患を包括している点で同様なのである。

もしイントラ・フェストゥムがてんかんではなく、躁うつ病と境界例によって代表される心性だというのであれば、私は納得する。その場合、イントラ・フェストゥムはパーソナリティ障害のクラスターBに対応していると考えられ、しかもその対応は循環気質とクラスターBの対応に比べてもより明らかだと思われるからである。しかしながら、てんかん気質はイントラ・フェストゥムないし中心気質が病的に加工されたものだから、てんかんをこれらのカテゴリーの代表疾患として挙げてもよいのだと言われても納得できない。なぜなら、大多数のてんかん患者の性格は躁うつ病患者や境界例患者に似ていないし、てんかん患者におけるこれらの疾患の併発率も高くないという客観的事実と矛盾するように思われるからである。

健康な未来と病的な未来

私がフェストゥム論に対して抱くもう一つの不満は、未来の捉え方についてのものである。フェストゥム論において未来にかかわるのは言うまでもなく統合失調症に関係する心性としてのアンテ・フェストゥムである。統合失調症に親和的な人（分裂気質者、シゾイド）は過去にこだわることや現在の状況に没入することが少なく、いつも未来の可能性に向かって生きている。彼らの生き方は、自分が過去にしてきた経験や実績の少なさによって自分の可能性を制限するということがなく、とにかく前へ前へと打って出ることから、人類全体の未来を拓くような進歩的・前衛的な文化活動に結実することがある。しかしその反面、さまざまな可能性に敏感であり過ぎることから、他人には理解できないような妄想的な考えに囚われて恐怖に怯えることがあり、その傾向が強まると統合失調症を発症してしまうのである。

統合失調症に特徴的な精神症状は、人の声の幻聴やさせられ体験など、自分の一部が他者になってしまう自我障害症状である。アンテ・フェストゥムの論理では、未来とは他者であるから、自我障害というのは自分のなかに未来が入り込んでいる状態だと解する。さらにハイデガー的な観点を採用すれば、未来の本質は究極の可能性としての自分の死であるから、統合失調症とは自分のなかに自分の死が入り込む病だということになる。

このようなアンテ・フェストゥムの説明自体には私は異論がない。どこに不満があるかというと、アンテ・フェストゥムは未来という時間性の一面しか説明していないと思うのである。アンテ・フェストゥムの概念で考えられている未来は、過去の経験とは切り離された絶対の他者としての未来であるが、人間にとっての未来は普通はそのようなものではない。究極の未来としての自己の死などというものは、日常的な未来の意識とはまったく異なるものである。

人間にとっての普通の未来とは、遠い未来やまったく予想できない未来ではなくて、自分の予想がつく範囲の未来、自分が影響を及ぼせる範囲の未来である。言い換えれば、自分がもっている能力によって、自分の外部から内部に取り入れられた未来なので、私はこれを「内未来」と呼びたい。これに対して、アンテ・フェストゥムの概念で考えられているような絶対の他者としての未来は、自分の能力が及ばず、外部から内部に取り入れることができない未来なので、「外未来」と呼びたい。

「内未来」は自分の能力の大きさについての主観的な評価に相関しているため、自信の強さ・弱さとして体験される。一方、「外未来」は「なにが起こるかわからない」という不安として体験されるため、病的な精神状態と関係が深い。したがって、「内未来」は健康な未来で「外未来」は病的な未来だと言うこともできるだろう。
「外未来」が統合失調症に関係が深いのに対して、「内未来」はむしろ躁うつ病に関係が深いと考えられる。すなわち、うつ状態においては自分の能力についての評価が極端に下落し、自信喪失するので、「内未来」が縮小するのに対して、躁状態においては自分の能力についての評価が極端に上昇して自信過剰となるので、「内未来」が拡大するのである。このように、健康な未来としての「内未来」の量的変化によって躁うつ病を捉えることができるということは、統合失調症の了解しにくさと比べて、躁うつ病が了解しやすいことに対応している。

木村は躁うつ病を現在に密着した心性としてのイントラ・フェストゥムに分類しているので、私の「内未来」による躁うつ病についての理解は、木村の理論から大きく逸脱するようにみえるかもしれない。しかし、「内未来」は未来ではあるが、また現在の一部でもあるのである。なぜなら、われわれの精神は、常にわれわれの能力の及ぶ範囲の未来を現在に取り込み、次の瞬間を先取りすることで、連続的に生きてゆくことが可能になっているのだからである。したがって、私の説は木村の理論とは必ずしも矛盾しないと考える。

人間学的精神病理学は、統合失調症や躁うつ病を人間精神の可能性の極端な表現として理解する。そこでは、病的な精神にこそ人間精神の基本構造が現れているものと見なされ、病的な精神を基準にして健康な精神を捉えるという逆転が起きている。しかし、そこから得られるのはあまりにも悲劇的な人間像であり、かえってわれわれの平穏な日常を支えている健康な精神を理解できなくなっているのではないかと私は懸念する。そのような観点から、アンテ・フェストゥムの概念では病的な未来しか捉えられていないと考えるからこそ、私はあえて健康な未来論を提案するのである。

11 〈了解〉の限界とパラドックス

医者の〈気質〉

人間学派の説によると、異なった気質の人はものの感じ方・考え方が根本から違っていて、同じ空間にいながら異なった世界に住んでいるので、互いにまったく理解し合えないのだという。二大（三大）気質というものが形而上学的な「生命原理」の対照的な現れであるならば、それも当然かもしれない。

しかし、もしそうであるならば、さまざまな患者の気持ちを了解しようとする医者自身の気質はどうなるのだろうか？　医者が分裂気質ならば躁うつ病患者の気持ちについては了解できず、逆に循環気質の医者はシゾイドの気持ちがわからないということなのか？

驚くべきことに、人間学派の精神科医たちは、「そのとおりだ」と答えるのである。ただし、学説として公式にそう認めているわけではない。私の知る限り、この医者自身の気質という問題については、精神病理学においてほとんど論じられてきていない。ただ私の経験上、人間学派の大御所といわれている人たちがそう認めているのである。とはいっても、それは「あの人はシゾイドだから……」とか「私はこう見えても実は循環気質なんですよ」などという、冗談半分の非公式な発言においてのことなのだが。

しかし、これは本当は冗談ではすまされない、きわめて重大な問題である。というのも、私がこれまで論じてきたように、〈了解〉を診断のための道具とする精神科医には、その対象である患者に対して、あらゆる心的能力・経験が優っていなければならないという〈心的容量の非対称性の条件〉がある。この条件が満たされていなければ、医者は患者を十分に了解できない可能性があり、その結果、一部の患者について、実際には正常であるにもかかわらず、異常であると判断してしまうことになる。ところが、医者自身の精神が二つか三つの気質のどれか一つによって特徴づけられていて、ほかの気質についてはまったく理解できないというのでは、〈心的容量の非対称性の条件〉は意味をなさないことになる。

ただし、人間学派の精神病理学者はヤスパースに批判的なので、そもそもヤスパース流の〈了解〉をあまり重視しない。したがって、〈了解〉という方法には必然的に伴う〈心的容量の非対称性の条件〉という要請を認めないかもしれない。しかし、そうはいっても、気質論に基づいて診断する際に、自分と同じ気質の患者については深く理解することができ、違う気質の患者については あまり理解できないというのでは、実地臨床上もたいへん都合が悪いことになるはずである。理論的には、異なった気質の数だけ各気質の医者を置いておいて、常に複数体制で診療する必要があることになるだろう。しかし、人間学派において、そのようなやり方が推奨されているわけでもない。

論理的に考えるならば、精神病理学者は決して仲間について「あの人はシゾイドだから……」などと言ってはならないのだ。なぜなら、そのような気質論的断定は自分に跳ね返ってきて、自分の診断能力もまた自分の気質によって著しく制限されていることを認めることになり、それによって結局、仲間についての自分の診断を無意味にしてしまうからである。ひいては、自分と仲間たちによる精神病理学的言説のすべてを無意味にしてしまい、精神医学に対する社会的信用を低下させることになる。

このように気質論には、それが正しければ正しいほど、それを説く精神病理学者の言葉に説得力がなくなるというパラドックスが潜んでいる。人間を分類する〈気質〉という概念と、自分のこころによって相手のこころを理解しようとする〈了解〉の方法は、自己欺瞞なくしては両立しがたいのである。

性別と〈了解〉

〈気質〉を「人が生来的にもっている遺伝的な基盤をもつ全体的な心理的特性で、体格と強い繋がりがあるもの」と定義するとすれば、痩せ型／分裂気質と肥満型／循環気質の二分類よりもさらに基本的な二分類がある。それは男女の性別である。男性と女性は、体格にも心理的特性にも統計的に明らかな差異があり、人間がとりうる基本的な二つのタイプだからである。

クレッチュマーは分裂気質・循環気質・粘着気質の分類に男女差は関係しないと考えていたらしく、各気質の説明に男女一対のイラストを添えている。しかし、実際のところ、肥満型／循環気質の女性は容易に想像できるが、闘士型／粘着気質の女性というのは想像しにくい。そもそも闘士型の典型は下級軍人なのだから、軍役のない女性にイメージを重ねにくいのは当然だろう。

現在では一部の精神疾患には罹患率に性差があることが知られており、精神疾患と性別に本質的な関係があるということは一概には否定されない。月経前緊張症や産後うつのような月経や出産にかかわる疾患が女性にしかないというのは当然のことだが、それら以外にも、摂食障害、パニック障害など多くの精神疾患にさまざまな程度の性差がある。

なかでも自閉症は以前から圧倒的に男児に多いことが知られていたが、近年では脳の性分化が男性側に行き過ぎた結果として起こってくる障害なのではないかといわれている（バロン＝コーエンの「自閉症の極端男性脳説 extreme male brain theory of autism」)。つまり、自閉症とは男性的精神の極端な現れにほかならないのだというのである。これは精神病理学の立場からも非常に興味深い説だと私は思う。

ところで、〈了解〉を道具とする現象学的方法にとっては、性別はどのようなものなのだろうか。実はこの問題は、まるでタブーであるかのように、精神病理学のなかで焦点を当てられてこなかった。その理由の一つは、ヤスパースが現象学的方法を導入した当時は、精神分析が主な論敵であったからだと考えられる。男女の性的関係を極端に、それこそ親子関係よりも重視する精神分析とみずからを差異化するために、現象学的方法は性的関係から距離をとっていたのだろう。その後、ヤスパースに対抗して登場した人間学派は、精神分析の影響を強く受けていたのだが、そうはいってもやはりフロイトの汎性欲論は遠ざけていたため、性的な要素について扱うことは少なかった。

しかし、ヤスパースも人間学派も明確に意識していなかっただろうもう一つの理由があると私は思う。それは、男女は身体的・精神的に異なっているのだから、男女間では同性間と同様の〈了解〉は成り立たないということである。こう言ってしまうと単純な話なのだが、男女間の体格的および心理的な特性の差は明らかに各〈気質〉間の差と同等以上なのだから、各〈気質〉間で〈了解〉が成り立たないのなら、男女間でも成り立たないのは当然ではないか。つまり男の世界と女の世界は違うということである。

とはいえ、これは〈了解〉のメカニズムを、身体的な差異が直接反映されるものとして、極度に単純に捉えた場合の話である。実際には〈了解〉のメカニズムはそれほど単純なものではない。男性が女性のこころを、また女性が男性のこころを了解することは、ある程度までは可能だろう。そうでなければ、男性と女性が共同して一つの目的のために働くことは不可能なはずだからである。

男女の心理学的特性の差異については心理学の分野で近年さかんに研究されており、昔から経験的に知られていた男女の感じ方・考え方の差が実証されてきている。しかしこのことは、必ずしも男女間の〈了解〉の困難さを確認するだけではない。というのは、男女の差異は単なる差異ではなく、一方に欠けているものが他方にあるという相補的な関係にあるからである。

男女の心理学的特性の差異は、基本的に生殖機能に結びついた分業だと考えられる。すなわち、外の世界に出ていって食物を入手してくるのが男の仕事であり、それに対して住処に留まって子どもたちの世話をするのが女の仕事であって、男女の心理学的差異のすべてはそこから説明される。これはとても古い考え方でもあるが、最新の進化心理学の方向性もこれと同じなのである。

男女は対になって子どもを産み育てるようにできているのだから、男性的特性は女性にとって好ましく感じられ、女性的な特性は男性にとって好ましいと感じられる。すなわち、異性の特性は広い意味における性的魅力という形で認識される。これは通常の〈了解〉ではないが、知性に基づく〈説明〉ではなく、本能に基づく感性的認識であって、〈了解〉の基盤にはなるだろう。もちろんあまり「好ましい」と感じてしまっては冷静に了解することができなくなるのだが、ある種の訓練によって異性の特性を感じる自分の感性を使いこなせるようになれば、異性の相手を十分了解できるようになるものと考えられる。

性同一性障害と〈了解〉

さて、性同一性障害（性別違和）の人に対してはどうだろうか。男性の身体をもちながら自分は女性だと主張する人、女性の身体をもちながら自分は男性だと主張する人に対して、〈了解〉を道具とする現象学的方法はどのように接近できるのだろうか？　実は私はこれについては悲観的である。なぜなら、他人に対する現象学的な接近法は相手の外見に強く影響されてしまうからである。

男性の服装をしており、遠目には小柄な男性に見えていた人が、診察室に入ってきたら輪郭が丸く、髭が薄く、物腰も柔らかく、全体として女性的に感じられた。そして本人の口から「自分は性同一性障害だ」と告げられた。この時、本人が主張するのは「自分は女に見えるだろうが、実は男なのだ」ということだったが、私としては逆に「あなたは男装しているけれど、やはり女に見えますよ」と言いたかった(もちろん言わなかったが)。男性の性同一性障害の人に対しても、これを男女について裏返した経験をすることがある。

これは性同一性障害をもつ人に対する無理解だと責められるかもしれないが、倫理的なことを頭で考える以前の正直な感想である。相手の身体が女性（男性）なのだから、感覚的に女性（男性）的なものを感じるのは当然である。この感想を否定されては、そもそも現象学的な方法が使えなくなってしまう。

しかし、この問題は性同一性障害に限ったことではない。内面の表現手段が制限されたさまざまな障害、たとえば筋萎縮性側索硬化症（ＡＬＳ）や脳性麻痺の患者にも当てはまるのである。ほとんど表情がない、あるいはいつも引きつった苦しげな表情の人が黙っている限り、あるいは発話したとしても極端に構音が悪かったりすると、その人の内面にある知性や感性はわれわれに伝わってこない。その結果、その人を一人前の人格として認識することが困難になり、自動的に重度知的障害のような一人前とは見なされないカテゴリーに分類してしまう。

自閉症スペクトラム障害と診断されている患者のなかにも、実際には表現の障害しかなく、内面ではさまざまなことを感じ、考えているのに、外見上は共感性の障害と見えてしまう人がいるようである。

「意識をチューニングする」とはいっても、現象学的方法は霊感やＥＳＰ（超感覚的知覚）ではなく、あくまでも感覚的に捉えうる相手の外見を手がかりにして相手の内面を想像するものである。その際には、われわれに備わっている本能的直観が強い力を発揮する。たとえば、ある人の表情に締まりがなく、視線が定まらず、発音が不明瞭で、口元が緩んで涎が流れていたりすると、われわれの意識には、その人の知性は低く、感性も鈍いという判断が、ほとんど確信として強烈に現れる。もちろん実際にはそうではない場合もあるのだが、この先入見を覆すには、相当な努力を伴って知性による修正がなされなければならない。そしてそれを行った後の認識は、もはや〈了解〉とは呼べないだろう。

傍にいる人が同性か異性かというのも、やはりわれわれの本能が鋭く感知してしまうことである。その本能が相手の身体の特性から相手の性別を判断してしまうので、これに逆らうのはなかなか努力の要ることなのである。この事実から、現象学的方法は性同一性障害の認識には不向きだといわざるをえない。われわれの感性的な他者認識が、相手の外見に強く影響される本能的な先入見から免れがたいということは、〈了解〉あるいは現象学的方法の深刻な限界だと私は思う。

精神鑑定における〈了解〉

犯罪者の精神鑑定は、精神病理学に基づく判断が社会から注目される代表的な場面であるが、ここでも〈了解〉の限界がパラドクシカルな事態をもたらす。

近年、アスペルガー症候群などの発達障害の概念が普及するにつれて、常識では理解しがたい殺人事件などの大事件を起こした人の裁判において、弁護人が被告に発達障害があるということを強く主張するケースが目立ってきている。

発達障害があるとされる被告が、被害者遺族も傍聴している法廷で、「人を殺してみたかったから殺しただけ。誰でもよかった」「後悔はしていない。もっと殺したい」などと言い放つ。従来なら加害者が犯罪を反省していないということは刑罰を重くする理由になっていた。ところが、弁護士はこう言うのだ。「聞きましたか、これが正常な精神をもった人間の言うことですか。こんな理由で人が殺せますか？　だからこの人は精神障害なのです」。そして、殺人を犯したことを反省していないこと自体が精神障害の証拠なので、逆に減刑すべきだと主張するのである。

これは、要するに「了解できない犯罪は無罪にすべきだ」という主張である。この論理は一般人にとってはなかなか理解しがたいものなのだが、精神鑑定によって〈心神喪失＝責任無能力〉あるいは〈心神耗弱＝部分責任能力〉の判定を行う役割を担う精神科医としては、「了解できないから責任無能力であり、したがって無罪だ」という論理自体は受け入れなければならない。しかし、はたしてこのように〈了解〉の概念を責任無能力の判定と直結させるべきだろうか？

たしかに昔は、犯人の言動が「了解できない」ということは統合失調症の診断にほとんど直結し、しかも統合失調症の診断は責任無能力の判定に直結していた。これは、精神鑑定によって判定できるのは「生物学的要因」としての精神医学的診断だけであって、個々の犯罪行為の「心理学的要因」については判定できないとする「不可知論」の立場である。

しかし近年では、精神医学的診断がどうであるかにかかわらず、個々の犯罪行為の心理学的要因について判定することができるとする「可知論」の立場が支持され、鑑定人にも心理学的要因の判定が求められる。したがって、現行犯で逮捕された犯人に了解できない言動、世間で言うところの「意味不明な言動」があって、統合失調症などの精神疾患であることが確からしく思われても、それだけで無罪放免にはならない。診断自体についての疑いがなくても、鑑定人である精神科医が十分な時間をかけて精神鑑定をし、当該の犯罪行為についての責任能力を判定しなければならない。

そもそも犯人が精神障害（精神疾患）をもっている場合に、その犯罪が減刑の対象になるのはなぜか。それは、当人の犯した犯罪行為が本人の自由意志によるものではないと見なされるからである。一般に人は自分が自由意志によって行った行為については責任をもたなければならないが、反対にもしある行為が自由意志によるものでなければ、その行為には責任をもたなくてもよい。

それでは、ある人がある行為を自由意志で行ったかどうかについては、どのようにして判断するのだろうか。そのある人が自分であれば、自分がその行為を自由意志で行ったかどうかについては直観的に明らかである。しかし、自分以外の他人がある行為を自由意志で行ったかどうかについては、その時のその人の心身の状態や置かれた状況などさまざまな条件を考慮しながら、最終的には自分をその人の立場に置いて追体験することでしか判断できない。その追体験のなかで、自分であれば自由意志で行っただろうと思える行為は、他人もやはり自由意志で行っただろうと考えるのである。これは〈発生的了解〉の方法そのものである。

したがって、犯人が行った犯罪行為について責任能力があるという判断は、その人がその犯罪行為を自由意志で行ったということが了解できるということである。逆に、どうしても了解できなければ、その犯罪行為は自由意志で行われたわけではないので、責任無能力と判断することになる。

責任能力の有無の判断はこのような論理構造になっているため、診断・鑑定する者の〈了解〉の能力に大きく依存することになる。下手をすると、鑑定人の〈了解〉の能力が低いために、犯人が犯罪行為を自由意志で行ったということを了解できないだけなのにもかかわらず、責任無能力と判定されてしまうことになるのである。

鑑定人がいったん犯人のことを「了解できない」と決めてしまえば、問題になっている犯罪行為を統合失調症なりアスペルガー症候群なり、なんらかの精神疾患の症状・障害によって説明することになる。その説明がいかにもっともらしく、犯罪行為を合理的に説明できているようにみえても、その前に「了解できない」と決めた段階で鑑定人に十分な〈了解〉の能力があったかどうかのほうがはるかに重要なのである。なぜならば、犯人とその弁護人がまさにそのようなもっともらしいストーリーを作り上げ、演技している可能性があるからである。

一般に大きな犯罪行為を行って重い刑を宣告されるはずの立場にある人は、罪を免れるためにできることならなんでもする。法廷で非常識な発言・ふるまいをするだけで無罪放免されるのなら、当然そうするだろう。だから、鑑定人としての精神科医には、専門知識によるもっともらしい説明よりも、むしろ〈了解〉の能力の高さと、常識による理解を重視する態度が要求されるのである。

〈自己了解〉の障害

現代においては、ある犯罪者についての統合失調症の診断が確かであっても、それだけで責任能力がないと判断されることはなく、個々の犯罪行為についての鑑定がなされると述べた。しかしそれでもやはり、統合失調症はほかの精神疾患とは別格だと私は思う。その理由は次のようである。

精神鑑定によって〈心神喪失＝責任無能力〉と判定されるのは、自由意志を構成する二つの要素、すなわち「善悪の弁識能力」と「行動の制御能力」が不十分な人であり、三つのカテゴリーに分けられる。

一つめのカテゴリーは知能が子ども並みに低い人々、具体的には知的障害者と認知症患者である。この人たちは子ども並みに弁識能力と制御能力が低いために、責任がとれないものとして扱われる。

二つめのカテゴリーは錯乱状態である。錯乱状態の原因は、強度の精神的ストレス、脳炎などの脳器質性疾患、あるいはアルコールや向精神薬の中毒症状など、さまざまである。いずれにせよ、一時的に弁識能力と制御能力が極端に低下していたものとして、その一定の期間に限り、責任無能力だったと見なされる。

そして三つめのカテゴリーが統合失調症である。統合失調症患者は一般に知能が低いわけでもなく、慢性的に錯乱状態にあるわけでもないが、ある独特の仕方で弁識能力と制御能力を欠いている。それは、自分が「自分ではないもの」の意志によって動いてしまうということである。患者は犯罪行為を行っても、自分の身体をそのように動かしたのは「自分ではない」と感じているので、自分ではその行為についての責任を感じない。

これは自分の行為を「反省できない」ということとは根本的に違う。たしかに自分の身体がその行為を実現したのではあるが、その行為の動機は自分のなかにはなく、外部の「自分ではないもの」からやってきたものと感じられているのである。すなわち、本人の自由意志が「何者か」に奪われてしまっている状態なので、責任能力はないものと見なされるのである。

外部の「自分ではないもの」からやってきた動機が自分を動かすというような体験は、もちろん〈了解不能〉である。ただし、ここで重要なのは、犯罪行為の動機が〈了解不能〉であるということの正確な意味合いである。統合失調症でありさえすればすべて責任無能力と判定する不可知論の立場をとるのであれば、犯人にとにかく〈了解不能〉な体験がありさえすれば無罪放免ということになる。しかし、犯罪行為そのものにおける弁識能力と制御能力を問題にする可知論の立場をとるならば、犯人の動機がわれわれにとって〈了解不能〉だということには二義的な重要性しかない。なぜなら、われわれにとって〈了解不能〉だということは、その行為が犯人の自由意志によるということを否定しないからである。

最も重要なのは、その行為の動機が犯人自身にとって〈了解可能〉かどうかということ、すなわち、犯人において、自分の行為についての〈自己了解〉が成り立っているかどうかということである。自由意志が成立するためには〈自己了解〉が成り立っている必要がある。自分の行為について自分で了解できなければ、それは自由意志による行為とはいえないからである。

そして、統合失調症患者において自由意志が「自分ではない何者か」に奪われてしまっているというのは、まさしく〈自己了解〉が障害されていて、自分で自分の行為を了解できないからなのである。これこそが、統合失調症が責任能力判定において、ほかの精神疾患とは別格だということの理由である。

これに対して、発達障害やパーソナリティ障害の患者においては〈自己了解〉は障害されていない。患者の行為がどんなに常識はずれであるとしても、本人なりの〈自己了解〉を伴った自由意志による判断によってそれを行っているのである。したがって鑑定人は、これらの疾患をもつ犯罪者について、犯罪行為の動機が〈了解不能〉だからといって、安易に責任能力を否定してはならない。

以上のように提言してはみたものの、私自身、完全にすっきりしているわけではない。というのは、統合失調症患者において〈自己了解〉が障害されているというそのことを、われわれ精神科医はどのようにして知るのかという問題が残るように思われるからだ。統合失調症患者が自分の行為について了解できないということをわれわれが知るのは、やはり患者の意識をわれわれの意識に映す〈了解〉に依っているのではないか？　しかし、われわれの健康な精神生活にはありえないという意味で〈了解不能〉であり、さらに本人にとってさえ〈了解不能〉であるという二重に〈了解不能〉な事態を、なぜ他人であるわれわれが了解できるのか？……

このように、統合失調症の精神病理は〈了解〉という方法そのものの基盤を揺るがす。やはり統合失調症こそは、精神病理学における最大のパラドックスなのである。

12 〈全体〉の知としての精神病理学

部分と全体

私が本書で初めて提起した、〈了解〉が可能になる前提条件としての〈心的容量の非対称性の条件〉について、小さな研究会で話した時に、聴衆の一人から重要な質問があった。その質問は私からすれば誤解なのだが、その誤解の仕方に重要な問題が含まれていると気づいたのである。それは、「脳損傷患者は〈心的容量の非対称性の条件〉を満たしているから〈了解〉が可能なのではないか」という質問であった。その意味は、脳損傷患者は脳の局在機能のいくつかが欠落しているので、総和としての心的容量が小さくなり、健常者である医者のほうが大きくなるからだというのであった。しかし、脳損傷は外因性（器質性）疾患なので、当然〈了解〉の対象ではなく、〈説明〉の対象であるはずなのである。どうしてこのような矛盾が起こるのだろうか。

その理由は二つの異なった次元にある。その一つは、部分と全体という、心的現象の捉え方についての観点の違いである。

質問者は心的容量を脳の局在機能の総和だと考えているが、それは私の考えとは違う。私は心的容量を、それが大きくても小さくても、常に全体的なものと考えており、あれやこれやの部分が欠けているということは考えていない。心的容量の大きい精神がそれの小さい精神を了解できるということは、両者は大きさが違うだけでどちらも〈全体〉であるということを前提にしている。了解できるのは、自分より小さな〈全体〉だけなのである。それに対して、精神の部分としての局在機能が欠けているということは〈了解不能〉なことなのであり、それを理解するためには〈説明〉に訴えなければならない。

私は自分の考えを直感的に理解してもらおうとして、質問者に「心的容量が小さい人の典型は脳損傷患者ではなく、健常な子どもである」と説明した。ところが、質問者はそれに対して、「子どもは大人に比べていろいろな心的機能が欠けているから心的容量が小さいのであって、脳損傷患者と同じことではないか」と問い返してきた。この反問は私にとって衝撃的なものであった。

たしかに、近年勃興してきた発達神経心理学の観点からは、子どもの心的発達とは、外的環境との相互作用を必須条件としながら、遺伝的に準備された脳の局在機能が次々に発現してくる過程だと捉えられている。心的発達をそのように捉えるならば、すべての子どもは、いわばなんらかの局在機能の欠けた脳損傷患者になるわけである。

科学的研究のために、あえてそのような観点をとることについては、もちろん私も否定しない。長い目でみれば、そのような観点による研究からさまざまな新しい知見が得られ、医療上にも教育上にも利益があるだろう。しかしながら、今現在目の前にいる子どもに対する扱いについてはどうだろうか。健常な子どもについて、なんらかの脳障害を負っている子どもについてと同じように、あれやこれやの局在機能の欠如という観点から評価すべきだろうか？　それはやはりおかしいだろう。

大人にできるあることが子どもにはできないという場合、われわれは普通、「○○ちゃんはまだ○歳だからできないんだね」という形で、年齢に応じた全体的な評価をする。発達評価において伝統的に使われてきている「精神年齢」はそういう概念である。これこそ、子どもの精神について、〈部分〉ではなく〈全体〉として捉えるということである。

知的障害はそういう全体的評価によって、全体的欠陥として捉えられる概念であり、それに対して学習障害その他の発達障害は、全体的評価からはみ出す部分的な欠陥として捉えられる。各種発達障害についての早期の診断・手当てが大切であることはもちろん私も否定しないが、一方で「精神年齢」のような全体的な把握がなければ、部分的な欠陥についていくら手当てをしても、患児の教育がうまくいくはずがないだろう。教育は基本的に全体的なものだからである。

しかも、これは子どもに対する扱いに限った話ではなく、精神医療全体についても同じことがいえる。というのは、精神療法というものが、基本的に患者の精神の一部ではなく、全体に働きかける全体的な介入だからである。精神科臨床において、精神療法的アプローチは心因性疾患だけでなく、内因性疾患や外因性疾患についても必要である。脳の局在機能の欠落をもっていることが明らかな患者でも、医者はその欠落だけに対処すればよいというわけではない。なぜなら、患者はその欠落から派生するさまざまな心理的・行動的問題をあわせもっているのが普通なので、医者はそれらの二次的問題に対処するために、常に全体的な対処をする必要に迫られるからである。

このようなわけで、臨床的観点からの子どもについての理解は、発達神経心理学的観点からのそれとはまったく逆である。すなわち、なんらかの脳障害を負っている子どもについても、健常な子どもと同じように全体的な観点からケアしなければならないのである。科学的な研究は〈部分〉だけに集中することで成り立つが、臨床においては人間精神を〈部分〉としてだけ扱うことはできない。そして精神病理学は、人間精神をまるごと〈全体〉として扱うという意味において、〈全体〉の知なのである。

暗黙の共謀

医者が患者における〈全体〉の問題を無視して〈部分〉の問題だけに注目することは、たんに医療として不十分であるだけに留まらない。副産物として、医者のそのような態度が患者に取り込まれることによって、新たに厄介な問題が引き起こされる。すなわち、ヒステリー（転換）機制の発動である。

ヒステリー機制とは、人格の未熟な人の精神内部にある心的葛藤が、なんらかの症状に変換されて表現されることである。これは言い換えれば、その人の人格という〈全体〉の問題が、特定の症状という〈部分〉の問題に変換されるメカニズムである。そして、ある精神症状を患者の人格の問題ではなく、脳の機能障害として捉えることも、それを〈部分〉の問題に変換することにほかならない。したがって、こころの問題をただちに脳の問題に置き換えて捉えようとする現代社会の風潮は、こころに問題を抱える人たちにおいて、ヒステリー機制が発動されることを助長するものと考えられるのである。

ヒステリー患者の治療には教育的指導が不可欠だが、現代の精神科医たちは、多様な価値観を認めるなどと綺麗ごとを言って、教育的指導をしたがらない。しかし、ヒステリー患者は一般に症状を出すことによって利益を得ているのだから、医者がひたすら支持的に接して薬物を投与するだけでは治るはずがないのだ。しかも、これはたんに最近の医者が無知であるという話ではなく、実はもっと込み入った事態なのである。

患者の呈している抑うつや不安などの症状が、本当は患者の人格の未熟さに起因するものであるのに、医者がそれを脳の機能障害と捉えて患者に説明し、患者もその説明を受け入れたならば、両者にとってそれは〈部分〉の問題になってしまう。それは、患者にとっては、自分の人格の問題に直面せずに済むので楽な道である。同時に、自分の人格に自信をもっていない医者にとっても、患者の人格を問題にして対立・緊張することを避けることができ、また躊躇なく薬物を処方できるので、やはり楽な道なのである。この病気の本当の原因はそんなものではないと、医者も患者も薄々わかっていても、お互いに楽な状態なので、できるだけそのままの状態を維持しようとする。実際にはこのような欺瞞的な事態が生じているのであって、これはいわば医者と患者の「暗黙の共謀」である。

この「暗黙の共謀」は、現代の精神科・心療内科の臨床においてきわめて広く行われているものと私は考えている。いわゆる「現代型うつ病」の蔓延という社会現象についてはいろいろな見方があるが、私としてはこの「ヒステリー機制の共謀的維持」という見方を提起しておきたい。

現象と理論

私の言う〈心的容量の非対称性の条件〉が、脳の局在機能の欠落が了解できることを意味するものではないということのもう一つの理由は、現象と理論の関係にかかわっている。すなわち、この条件は、脳の局在機能のどれが欠落しているなどといった理論的説明にかかわるものではなく、それらのすべてに先立つ現象学的診断を可能にするための必要条件だということである。

脳の局在機能が欠落している患者についての診断の場面を考えてみよう。なんの事前情報もなく、ある患者に初めて会い、診察し始めたとする。医者は、患者の訴えを聴きながら、しだいになにか普通でないものを感じ始める。普通ならなにも感じずに会話が進むべきところで、妙な引っかかりがある。それは、患者の構音がおかしいからかもしれないし、言葉の使用法がおかしいからかもしれないし、表情が硬く変化に乏しいからかもしれないし、あるいは患者が現在自分の置かれている状況をほとんど理解していないようにみえるからかもしれない。

医者はそのようなコミュニケーション上の「引っかかり」から、患者における脳のある局在機能の欠落という仮説を立てる。そしてその仮説を証明するために、集中的な質問や確認をする。場合によっては、ある局在機能の欠落を証明するための標準的検査を実施する。こうして神経心理学的診断が成立するのである。

この診断過程のなかで、〈了解〉が問題になるのは、一番初めの「なにか普通でないものを感じる」という場面である。「普通でないものを感じる」というのがつまり〈了解不能〉ということなのである。ここで、「『普通でない』のはなにかが欠けているからだ」というのは一つの仮説であって、反対に「なにか余分なものが加わっているからだ」という別の仮説もありうる。統合失調症における「病的過程」というのは、そのような「余分なもの」としての仮説的存在である。

このように、精神病理学で用いられている現象学的診断は神経心理学的診断に先立つのだが、それはなにも神経心理学的診断より優れているということではなく、たんにより基本的なものだということである。まず現象学的診断が行われた後、神経心理学的疾患を含む外因性疾患の場合は種々の検査の実施による病因検索が行われるし、心因性疾患の場合は精神分析などの方法によって心理学的な原因追求が行われる。

ところが、内因性疾患の場合は、そもそも原因がわからない疾患なので、現象学的診断の後にはなんの原因追求も行われず、いきなり型にはめた予後予測がなされるだけなのである。内因性疾患についての精神病理学的理論は、多くの場合「原因がない」ということについての解釈である。そこには物質世界（外界）に通じる出口も心的世界（内界）に通じる入り口もない。内因性疾患において、現象学的診断がなによりも重視されるのは、実はその先にはなにもないからなのである。

全体的欠落の認識

人間学的精神病理学は、統合失調症における独特の「欠落」について探究してきた。たとえば、ミンコフスキーの言う〈現実との生ける接触の喪失〉や、ブランケンブルクの言う〈自然な自明性の喪失〉は、この独特の「欠落」を説明するために提起された概念である。この「欠落」は、神経心理学的診断によって明らかになる脳の局在機能の欠落とは性質が根本的に異なる。それでは、このような「欠落」についての認識はどのようにして得られるのだろうか。

先に述べたように、患者に脳の局在機能の欠落があるということについては、〈了解〉によって現象学的に認識されるのではなく、むしろ〈了解不能〉であるからこそ、神経心理学的理論による〈説明〉に訴えることで初めて認識される。内因性疾患としての統合失調症もまた、〈了解不能〉な要素である「病的過程」が存在するという〈説明〉に訴えることで認識される。しかし、これだけでは、その「病的過程」がどのようなものなのかについてはなにもわからない。

統合失調症患者の人格水準を徐々に低下させ、人格荒廃へと至らせるものとして想定される「病的過程」の実体はなんなのか。それがもし一九世紀の研究者たちが考えていたような感染症や変性過程による神経病理学的過程であったならば、とっくの昔に発見されているはずなので、もはやそのようなものと考えることはできない。それはむしろ、人間の健全な内的生活が不可能になるような、基本的な条件の欠如だと考えられる。その条件が欠けているために、外界との交流が滞った結果として、精神生活が自閉的となり、しだいに人格のまとまりが緩んでくるのだと考えられる。

人間学派の研究者たちが記述しようとしたのは、そのような基本的な条件の欠如した人間の精神において、世界がどのように体験されるかということだった。それは、ミンコフスキーによれば「周囲の現実との生き生きした交流ができなくなり、生きている実感がなくなってゆく」ことなのであり、ブランケンブルクによれば「当たり前のことが当たり前と思えなくなり、なにをどうしたらよいのかわからなくなってゆく」ことなのである。

これらの表現（必ずしも原典に忠実ではない）の意味するところについては、誰でも読めばすぐわかるようなものではなく、十分に理解するためには、それぞれの研究者たちが書いた原典に当たる必要がある。ただし、その理由は、これらの概念がただむやみに哲学的で難解であるからではない。そうではなくて、それらが人間精神のあり方についての部分的・断片的でなく、全体的な理解を基盤にした概念だからなのである。これらの「欠落」の意味は、まずわれわれ自身の精神のあり方についての理解が深まらなければ理解できないのである。したがって、これらの「欠落」は、チェックリストの項目にして、操作的診断基準に含めることができるような性質のものではない。

人間学派がこのように「全体的欠落」として把握したところの「基本的条件の欠如」について、

認知神経科学的な方法による研究が進展することによって、結局は脳の局在機能の欠落、すなわち「部分的欠落」の結果であることが証明されるということはないのか、と問われれば、それはありうる。しかしながら、そのような〈部分〉と〈全体〉の因果関係が明らかになったとしても、その理解はあくまで〈説明〉であって、統合失調症患者の体験世界自体を捉えることにはならない。彼らの世界を追体験するためには、やはり彼らの精神を〈全体〉として把握する構えがわれわれの側に必要なのである。

慢性精神科医たち

〈心的容量の非対称性の条件〉は、われわれ精神科医に、どんな患者よりも立派な人間であるように要求する。私がこの概念を提示すると、同業者たちはくすくすと笑うことが多い。「そんなことはとうてい実現不可能だから、冗談で言っているのに違いない」と思うらしい。もちろん私にとっては冗談ではないのだが、実現性が低いのも事実だ。私としては、「理屈を突き詰めればこうなる」ということを提示し、それを究極的な理想として、それに向かう努力を同業者たちに促したいのである。というのも、前に論じたとおり、精神医学の孕んでいる諸問題を哲学的に突き詰めることは、臨床的な立場からは最善ではなく、むしろ「適度に哲学的である」ことが最善だと考えているからだ。

それにしても、一般人が精神科医に求める条件と、精神科医たちの実態との乖離は甚だしい。一般人は精神科医に特別に細やかな感性を求めるが、実際の精神科医にはむしろ平均よりも感性の鈍い人が多いように思われる。なぜそうなるのか。その主な原因は、精神医療関係者ならみな勘づいていることなのだが、精神科医の育成過程にある。

精神科医として臨床経験を積み、たくさんの患者を診ているうちに、研修医の頃にはほとんどわからなかった精神疾患患者の気持ちがだんだんわかるようになり、状態の悪い患者に対しても適切な介入ができるようになってくる。そうやって一般人や後輩に頼られるベテランになるのだということは、精神科医もほかの職業と同様である。

しかし、もともと〈了解不能〉な部分の多い精神疾患患者、とくに統合失調症患者の気持ちがわかるようになるということには、パラドキシカルな面がある。というのは、元来〈了解不能〉であるような精神現象を了解しようと日々努力する結果、精神科医の〈了解能力〉はしだいに摩耗してしまうからである。そのため、精神科医はベテランになると、かえってなにが了解でき、なにが了解できないかという区別があいまいになってくる傾向がある。

なぜそうなるかといえば、〈了解〉の範囲を無理やり外側に拡げ続けることによって、〈了解能力〉の内部の繊細な構造が破壊されてしまうからである。この場合、「わからない」ことが「わかる」ようになるというのは、「わからない」ことが「わかる」ことと同じくらい深く理解されるようになるのではなく、逆に「わかる」ことの理解のほうが浅くなって、「わからない」こととの深さの差がなくなってしまうのである。

それに加えて、もう一つ同時に悪い影響を与えるのが、精神科病棟という場所の非常識さである。精神科医はそのキャリアの初期に、重症の精神疾患患者（主体は統合失調症患者）を扱う精神科病院に勤務して研修を受けなければならない。そこに収容されている重症の精神疾患患者は、言動も行動も非常識で予測不能である。そして、そのような患者たちに対処するために、ときには強制的な処置が必要になる。現代の精神科病院では、昔のように理不尽な人権侵害が横行することはなくなっているにしても、医療保護入院や措置入院という特例的な人権制限措置の下で、隔離や拘束という穏やかでないことがしばしば行われている場であることに変わりはない。

そのような環境が、そこで働く医者のこころに影響しないはずがない。非常識な空間で長く働いていれば、当然感性は鈍ってくる。もともと細やかな感性をもっていた医者も、いつしか図太く鈍感になってしまう。鈍感にならなければやれないような性質の仕事だからである。

精神科病棟に長く勤めて、〈了解不能〉な患者を非常識なやり方で扱うことに慣れ過ぎた医者は、〈了解能力〉が摩耗し、かつ常識に対する感覚も鈍くなる。そうして、統合失調症患者の扱いには長けているが、一般人の気持ちについての理解はむしろ不得手な医者になってしまう。このようにしてできあがった精神科医は、いわば「慢性精神科医」である。

慢性精神科医は、たいていの非常識な事態には慣れているので、ちょっとしたことでは動じない。それが、初めて精神科を受診して緊張している患者と家族にとっては、安心させ、ゆったりした気持ちにさせるようなおおらかさとして、肯定的に受け止められることも少なくない。しかし、それは買い被りであることがまもなく明らかになる。本当は、平均的な一般人がもっている程度の非常識なことに対する感度を失い、鈍感になっているだけなのである。実際のところ、慢性精神科医たちは、統合失調症以外の疾患にはほとんどまともに対応できない。

このような事実は、実は精神科医の同業者の間ではそれこそ「常識」なのだが、精神医療のユーザーである一般人にとっては容認しがたいことだろう。一般人は、精神科医には一般人以上の〈了解能力〉と常識の感覚をもっていることを期待するはずだからである。しかし、〈了解不能〉な患者たちを理解する努力を続けながら、一般人以上の〈了解能力〉を失わずに保つことは、生身の人間である精神科医にとって、きわめて難しいことなのである。このパラドックスは、ある意味でヤスパースの〈了解〉概念が残した最大の問題かもしれない。

精神医学の玄人として

私はＤＳＭのような操作的診断基準を全否定しているわけではない。科学的研究のためには、たしかに反復再現性と評価者間信頼性を重視した操作的診断基準が必要である。しかし、再現性と信頼性を突き詰めれば、なんの専門的訓練も受けていない素人がいきなり使っても、専門家と同じ結論が得られるようなものになってしまう。その意味で、ＤＳＭは素人向けのものなのである。そして、素人向けのマニュアルに、深い奥義が書かれているはずがないのである。

それでは、われわれ精神医学の玄人が知っていなければならない精神医学の奥義とはいったいなんなのだろうか？　もちろん私にもはっきりわかっているわけではないが、よく話にもあるように、奥義というのは案外単純で常識的なことなのではないかと思う。すなわち、精神医学は泥臭く、人間臭い、あいまいなものであるということこそが真実なのではないだろうか。

精神医学は人間を扱う学問である。そしてわれわれ精神科医も一人の人間なのだから、精神医学は自分に返ってくる。そしてそうである限り、他人に適用する場合と自分に適用する場合で区別なく、同じように扱えるのが精神医学の正しいあり方であるはずなのだ。だから、精神科医は自分が患者に対して行っていることを自分に当てはめてみてほしい。そうして真面目に考えてみてほしい。あなたのやっていることは精神医学の名に値するだろうか？

われわれ精神科医が扱っている精神の病の多くは、今のところ客観的な方法では十分に捉えることができないので、個々の医者が主観的な方法で立ち向かう以外にない。だから、われわれはわれわれの主観を、できる限り役に立つように磨き上げなければならない。そして、それを意識的に行うことこそが精神病理学の方法であり、また目的でもある。精神病理学の方法は主観的な方法であるからこそ、その有効性はひとえにわれわれ自身の能力と努力にかかってくるのだ。

私が本書で一番伝えたかったのはこのことである。

あとがき

本書は、『こころの科学』誌に二年間、一二回にわたって連載された記事「開かれた精神病理学へ」を纏めたものである。

この連載の当初の目論みは、私の、外へと広く開かれた新しい精神病理学を建設するという、一人ではとうてい実現不可能な野望を少しでも形にするために、同志を募るという意味も込めて、新たな精神病理学の姿を粗描するというものであった。粗描というからには、連載をとおして、おおまかにではあってもその全体像を示すつもりだったのだが、結果的には、それは成し遂げられなかった。

というのは、いざ連載を始めてみると、精神病理学の基礎的な諸概念、とくに〈了解〉という概念の理解でいきなり躓き、なんとかそれを克服しようとあれこれ論じているうちに、そのまま最終回まで行ってしまったからである。結局、〈了解〉のほかには、〈内因〉と〈気質〉の概念について論じただけになってしまった。とはいえ、これら三つの概念は、いずれも現行の精神病理学の根本を成しているものであり、これらについて批判的に考察することで、精神病理学の基礎を掘り返し、固め直すことにはなったように思う。

私が展開したこれらの議論を必要のない空論だと考える人もいるだろうが、そういう人は精神医学についてまじめに考えたことがない人だと思う。とにかく、私の信念としては、これらの議論は精神医学全体にとってどうしても必要なものなのだ。私の考えに賛成するか反対するかは別として、精神科医は、その社会的責務を果たすために、また人工知能に駆逐されないためにも、これらの問題について自分の考えをもたなければならない。そしてそのためにこそ、精神病理学がつねに学ばれ、また新たに生み出されなければならないのだ。

今後、本書の論考が読者諸氏を刺激して、さまざまな議論を誘発し、そこから精神病理学の再生のための活力が生み出されるならば、私にとってそれに勝る喜びはない。

日本評論社の木谷陽平氏には、雑誌連載を提案していただき、連載中にも的確な助言をしていただいて、たいへんお世話になった。ここで感謝の意を表したい。

なお、「精神病理学の基本問題」という本書の題名は、内村祐之先生の著書『精神医学の基本問題』へのオマージュとして私自身が提案したものである。かの名著には比べるべくもない粗末な書物ではあるが、志だけは継ぎたいと考えた次第である。

本書は私の五一歳にして初めての単著である。この本を、これまで私を支えてくれた両親と妻・真由子に捧げる。

平成二九年七月　生まれ育った大阪にて

深尾憲二朗

参考文献

2

エーミール・クレペリン（西丸四方、西丸甫夫訳）『精神分裂病』みすず書房、一九八六年

オイゲン・ブロイラー（飯田真、下坂幸三、保崎秀夫、安永浩訳）『早発性痴呆または精神分裂病群』医学書院、一九七四年

3

カール・ヤスパース（西丸四方訳）『精神病理学原論』みすず書房、一九七一年

4

ヤスペルス（内村祐之、西村四方、島崎敏樹、岡田敬蔵訳）『精神病理学総論』上・中・下巻、岩波書店、一九五三／五五／五六年

カール・ヤスパース（山岸洋解題・訳）『新・精神病理学総論』学樹書院、二〇一四年

木村敏『あいだ』弘文堂、一九八八年（ちくま学芸文庫、二〇〇五年）

木村敏、今野哲男（聞き手）『臨床哲学の知―臨床としての精神病理学のために』洋泉社、二〇〇八年

松尾正『沈黙と自閉―分裂病者の現象学的治療論』海鳴社、一九八七年

松尾正『存在と他者―透明で平板な分裂者現象の先存在論』金剛出版、一九九七年

河本英夫、谷徹、松尾正編『他者の現象学Ⅲ―哲学と精神医学の臨界』北斗出版、二〇〇四年

5
ヤスペルス、前掲書
6
ヤスペルス、前掲書
インベカヲリ「サドル窃盗男が起こした『私は変態じゃない』裁判」『新潮45』三五巻、一一八―一二三頁、二〇一六年
7
H・テレンバッハ（木村敏訳）『メランコリー』みすず書房、一九七八年
クラウス・コンラート（山口直彦、安克昌、中井久夫訳）『分裂病のはじまり―妄想のゲシュタルト分析の試み』岩崎学術出版社、一九九四年（原著：初版一九五八年、第二版一九六六年）
中井久夫「精神分裂病状態からの寛解過程―描画を併用せる精神療法をとおしてみた縦断的観察」宮本忠雄編『分裂病の精神病理2』一五七―二一七頁、東京大学出版会、一九七四年
中井久夫『分裂病と人類』東京大学出版会、一九八二年
8
G・フーバー（林拓二訳）『精神病とは何か―臨床精神医学の基本構造』新曜社、二〇〇五年
L・ビンスワンガー（荻野恒一、宮本忠雄、木村敏訳）『現象学的人間学』みすず書房、一九六七年
9
エルンスト・クレッチメル（相場均訳）『体格と性格―体質の問題および気質の学説によせる研究』文光堂、一九六〇年（訂正版一九七四年）

ユージン・ミンコフスキー（村上仁訳）『精神分裂病―分裂性性格者及び精神分裂病者の精神病理学』みすず書房、一九五四年（改版一九八八年）

10
クレッチメル、前掲書
エーミール・クレペリン（西丸四方、西丸甫夫訳）『躁うつ病とてんかん』みすず書房、一九八六年
安永浩「『中心気質』という概念について」木村敏編『てんかんの人間学』二一―五七頁、東京大学出版会、一九八〇年（内海健編『安永浩セレクション』一四一―一七二頁、ライフメディコム、二〇一四年）
木村敏『時間と自己』中公新書、一九八二年
日本精神神経学会日本語版用語監修、髙橋三郎、大野裕監訳『DSM-5　精神疾患の診断・統計マニュアル』医学書院、二〇一四年

11
サイモン・バロン＝コーエン（三宅真砂子訳）『共感する女脳、システム化する男脳』NHK出版、二〇〇五年（原著二〇〇三年）

12
ミンコフスキー、前掲書
ヴォルフガング・ブランケンブルク（木村敏、岡本進、島弘嗣訳）『自明性の喪失―分裂病の現象学』みすず書房、一九七八年

本書は『こころの科学』一八三―一九四号連載「開かれた精神病理学へ」をもとに書籍化したものです。

●著者

深尾憲二朗（ふかお・けんじろう）

1966年生まれ。京都大学医学部卒業。医学博士。国立療養所静岡東病院（現静岡てんかん・神経医療センター）勤務、チューリッヒ大学神経内科脳波・てんかん学部門留学、京都大学大学院医学研究科講師を経て、現在帝塚山学院大学人間科学部心理学科教授、大阪経済大学客員教授。臨床てんかん学・脳波学の研究を行うかたわら、研修医時代から木村敏の下で現象学的・人間学的精神病理学の研鑽に努めてきている。共著に『精神医学のおくゆき』『いのちと病い―〈臨床哲学〉に寄せて』（いずれも創元社）などがある。

精神病《せいしんびょう》理《り》学《がく》の基《き》本《ほん》問題《もんだい》

2017年9月20日　第1版第1刷発行

著　者――深尾憲二朗
発行者――串崎　浩
発行所――株式会社 日本評論社
〒170-8474　東京都豊島区南大塚3-12-4
電話 03-3987-8621（販売）-8598（編集）振替 00100-3-16
印刷所――港北出版印刷
製本所――難波製本
装　幀――駒井佑二

ISBN 978-4-535-98460-8　Printed in Japan